SASCHA BADE

DER ARTHROSE KOMPASS

Wie Sie Schmerzen lindern,
Gelenke stärken und aktiv bleiben –
Tipps und Übungen aus der Osteopathie-Praxis

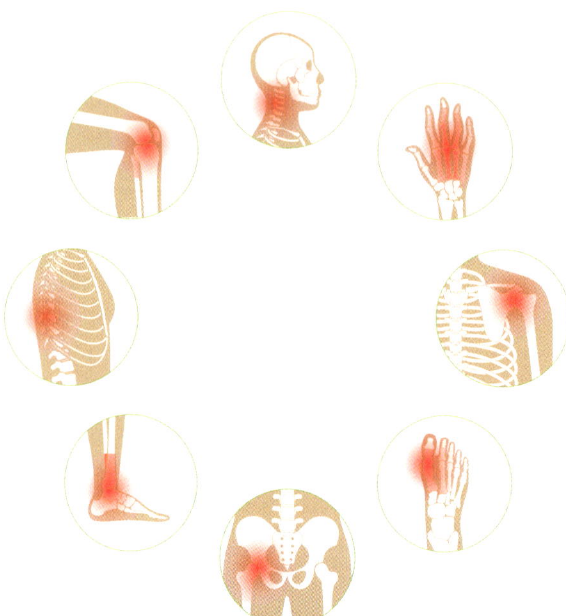

Schirner Verlag

Die Ratschläge in diesem Buch sind sorgfältig erwogen und geprüft. Sie bieten jedoch keinen Ersatz für kompetenten medizinischen Rat, sondern dienen der Begleitung und der Anregung der Selbstheilungskräfte. Alle Angaben in diesem Buch erfolgen daher ohne Gewährleistung oder Garantie seitens des Autors oder des Verlages. Eine Haftung des Autors bzw. des Verlages und seiner Beauftragten für Personen-, Sach- und Vermögensschäden ist ausgeschlossen.

Dieses Buch enthält Verweise zu Webseiten, auf deren Inhalte der Verlag keinen Einfluss hat. Für diese Inhalte wird seitens des Verlags keine Gewähr übernommen. Für die Inhalte der verlinkten Seiten ist stets der jeweilige Anbieter oder Betreiber der Seiten verantwortlich.

Wir verzichten auf das Einschweißen unserer Bücher – **UNSERER UMWELT ZULIEBE!**

ISBN Printausgabe 978-3-8434-1588-0
ISBN E-Book 978-3-8434-6562-5

Sascha Bade:
Der Arthrose-Kompass
Wie Sie Schmerzen lindern, Gelenke stärken und aktiv bleiben – Tipps und Übungen aus der Osteopathie-Praxis

Schirner Verlag GmbH & Co. KG
Birkenweg 14 a, 64295 Darmstadt
E-Mail: gpsr@schirner.com

Umschlag: Hülya Sözer, Schirner, unter Verwendung von # 1870864411 (©Pikovit) und # 2526832173 (©ivector), www.shutterstock.com
Satz: Hülya Sözer, Schirner
Lektorat: Bastian Rittinghaus, Schirner
Druckproduktion:
Ren Medien GmbH, Filderstadt
Printed in Czech Republic

www.schirner.com

1. Auflage Dezember 2025

INHALT

VORWORT

Arthrose betrifft Millionen Menschen – und doch fühlen sich viele mit ihren Beschwerden alleingelassen. Zwischen medizinischen Fachbegriffen, widersprüchlichen Empfehlungen und dem Gefühl, halt damit leben zu müssen, geht oft die wichtigste Frage unter: Was kann ich selbst tun, um wieder mehr Lebensqualität zu gewinnen?

Mit diesem Buch möchte ich eine Brücke schlagen zwischen der Schulmedizin und der Osteopathie, zwischen dem komplexen Zusammenspiel verschiedenster Komponenten in unserem Körper und konkreten, alltagstauglichen Maßnahmen zur Selbsthilfe.

Als Osteopath sehe ich jeden Tag, wie sehr sich Beschwerden wie Gelenkschmerzen auf das ganze Leben auswirken können – körperlich, seelisch und sozial. Ich sehe aber auch, wie viel sich verändern kann, wenn man den Menschen als Ganzes betrachtet: mit seiner individuellen Geschichte, seiner Lebensweise und seinem Körper in Wechselwirkung mit seiner Umwelt.

In diesem Buch verbinde ich die ganzheitliche Sichtweise der Osteopathie mit den neuesten wissenschaftlichen Erkenntnissen aus Forschung und Therapie. Es geht beim Thema Arthrose um mehr als Gelenke – es geht um Bewegung, Ernährung, Stoffwechsel, innere Haltung, Schmerzverständnis und die Kraft kleiner Schritte.

Ich möchte Ihnen helfen, Ihren eigenen Weg zu finden – informierter, bewusster und aktiver. Denn es gibt sehr viel, was Sie selbst tun können, um Schmerzen zu lindern, Ihre Beweglichkeit zu fördern und wieder mehr Freude am Leben zu gewinnen.

MEHR ALS EIN BUCH

Ein Buch ist immer eine Momentaufnahme unseres aktuellen Wissensstandes. Dieses Buch kann aber mehr. Unter www.osteoversum.de/der-arthrose-kompass finden Sie nicht nur Videos zu den im Buch beschriebenen Übungen, sondern auch eine wachsende Datenbank mit Rezepten und vielen weiteren Informationen, die ich für Sie auch in Zukunft weiter ausbauen werde. So kann ich Sie immer über neue Studien und Behandlungsmöglichkeiten informieren.

Ich wünsche Ihnen von Herzen neue Einsichten, frische Motivation und das gute Gefühl, nicht länger im Nebel zu stehen – sondern einen Kompass in der Hand zu halten, der Ihnen Orientierung und Zuversicht gibt.

Sascha Bade

WAS IST ARTHROSE?

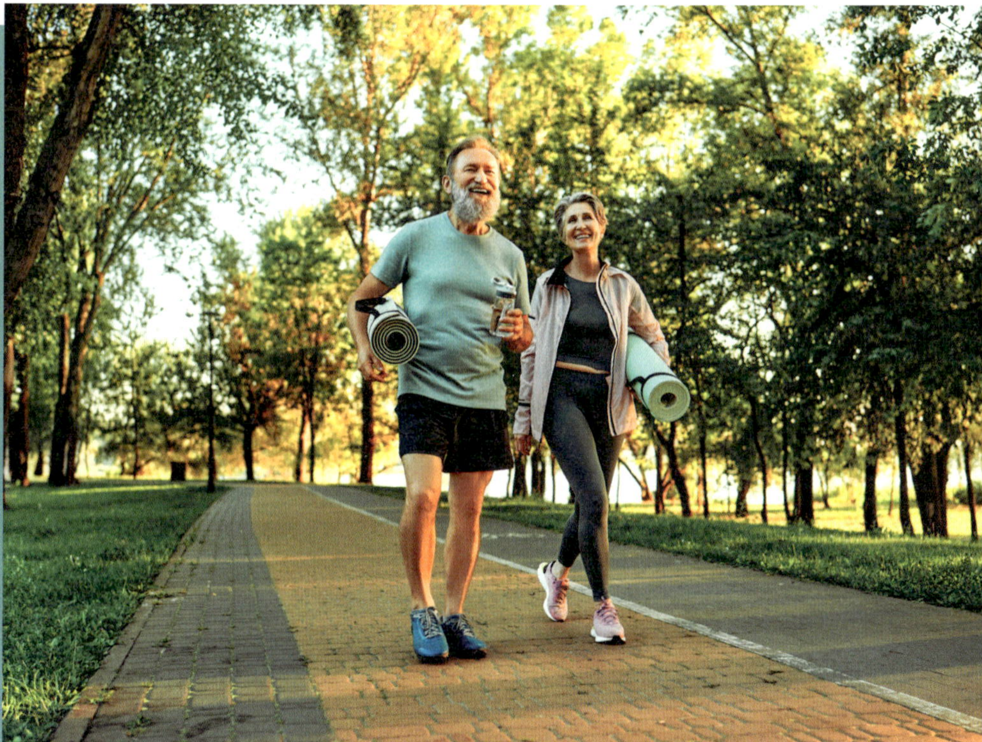

Arthrose gehört zu den häufigsten Diagnosen in der ärztlichen Praxis. Allein hierzulande leiden über fünf Millionen Menschen darunter. Besonders stark betroffen sind Ältere: Etwa jede zweite Person über 60 Jahren hat eine Form von Arthrose, wobei die Wahrscheinlichkeit mit zunehmendem Alter weiter steigt.

Zu den typischen Symptomen gehören anhaltende oder belastungsabhängige Schmerzen, Steifheit – vor allem morgens oder nach Ruhephasen – und eine abnehmende Beweglichkeit des betroffenen Gelenks. Diese Einschränkungen entwickeln sich oft schleichend, sodass Betroffene die Beschwerden zunächst als vorübergehendes Zipperlein oder Alterserscheinung abtun.

Tatsächlich können wir aber den »Verschleiß« bzw. die Dicke des Gelenkknorpels nicht automatisch mit der Intensität der Schmerzen gleichsetzen. Es gibt mittlerweile Studien, in denen mittels bildgebender Verfahren wie dem MRT gemessen wurde, wie stark der Substanzverlust ist. Viele der Probandinnen und Probanden hatten deutliche Veränderungen am Gelenkknorpel. Erstaunlich war, dass sie keinerlei Schmerzen hatten. Woran konnte das liegen?

Nun, unser Gelenkknorpel hat keine Schmerzsensoren. Das bedeutet: Er selbst kann nicht wehtun. Trotzdem empfinden viele Patientinnen und Patienten den Schmerz genau im Gelenk.

Schmerz entsteht, wenn spezialisierte Nervenzellen Reize wie Druck, Hitze oder Entzündungen erkennen und ans Gehirn melden. Diese Sensoren gibt es nicht im Knorpel, wohl aber im umliegenden Gewebe: in der Gelenkkapsel, in Bändern, Muskeln und vor allem im Knochen. Wenn dort Veränderungen auftreten, können sie Schmerzen auslösen.

ALTER, BEWEGUNG UND GENE: Drei Faktoren, die ihren schlechten Ruf zu Unrecht haben

Arthrose ist ein Thema, zu dem jeder etwas zu sagen hat – ob mit Fachwissen oder nur mit einer Meinung. Das wurde mir erst kürzlich wieder bewusst, als ich in einem Restaurant auf meinen Espresso wartete.

Am Nachbartisch feierte eine größere Gesellschaft offenbar einen runden Geburtstag. Wie es auf Familienfeiern üblich ist – besonders, wenn auch die älteren Semester vertreten sind –, kam irgendwann das Gespräch ganz selbstverständlich auf klassische Altersbeschwerden. Ein rüstiger Mitsechziger, nennen wir ihn der Einfachheit halber Onkel Herbert, erzählte von seiner fortgeschrittenen Arthrose in beiden Knien und der linken Schulter. Was dann folgte, war ein lebhafter Meinungsaustausch mit klassischer Nebenwirkung: medizinischem Halbwissen-Overload.

Aus einer Ecke hieß es prompt: »Na ja, er hat ja auch immer gut gelebt, das sieht man ja am Bauch! Übergewicht schleift die Gelenke regelrecht ab. Das weiß man doch.« Kaum ausgesprochen, konterte jemand von der anderen Tischseite mit einer »Lösung«: »Die Ursache ist der hohe Anpressdruck im Knie. Da hilft nur tägliches Dehnen – vor allem Waden und Oberschenkel. Habe ich erst neulich im Internet gelesen!«

Onkel Herbert, sichtlich genervt, entgegnete mit erhobener Kuchengabel: »Natürlich bin ich dick, aber da kann ich nichts dafür! Das liegt in der Familie. Gegen die Gene kann man nichts machen.«

Was mir dieses Tischgespräch wieder einmal gezeigt hat: Die Meinungen über Arthrose sind in der Gesellschaft so tief verankert, dass man fast glauben könnte, sie würde von Geburt an mitgeliefert – irgendwo zwischen Impfpass und erster Großpackung Schmerzsalbe.

Doch wie so oft lohnt sich ein zweiter Blick. Gerade wenn es um Ursachen und Risikofaktoren geht, wird es höchste Zeit, mit ein paar alten Mythen aufzuräumen.

Alter ist nicht die Ursache, aber oft der Auslöser

Zugegeben: Die Wahrscheinlichkeit, im höheren Lebensalter an einer degenerativen Arthrose zu erkranken, ist statistisch gesehen deutlich höher, als das in jungen Jahren zu tun. Aber – und jetzt kommt der Knackpunkt – das liegt nicht am Alter selbst. Sondern an dem, was viele Menschen vorher jahrzehntelang getan haben … oder eben nicht.

Wie bei anderen Zivilisationskrankheiten auch spielt eine dauerhaft ungesunde Lebensweise die Hauptrolle. Diese wirkt sich über Jahre negativ auf den Körper aus. Gerät das System aus dem Gleichgewicht, ist der Weg für chronische Erkrankungen wie Arthrose geebnet.

Kurz gesagt: Das Alter korreliert zwar mit dem Auftreten von Arthrose, aber es ist nicht die Ursache.

Ein viel spannenderer Punkt ist doch: Warum entwickeln manche Menschen im Alter eine Arthrose, während andere bis ins hohe Alter erstaunlich gesunde Gelenke haben? Diese fitten, agilen Seniorinnen und Senioren sind der beste Beweis dafür, dass Alter nicht gleich Verschleiß bedeutet.

Die Frage ist also nicht: Was ist im Alter unvermeidlich? Sondern: Was haben diese Menschen richtig gemacht?

Bewegung ist Leben – auch für den Knorpel

Einer der hartnäckigsten Irrtümer rund um Arthrose ist der Begriff »Verschleiß«. Wer sich im Leben zu viel bewegt hat, hat seine Gelenke abgenutzt – so wie man einen Radiergummi irgendwann klein gerieben hat. Klingt logisch. Ist aber Unsinn.

Denn das tatsächliche Bewegungsverhalten der Bevölkerung sieht ganz anders aus. In den letzten Jahrzehnten ist das tägliche Pensum massiv zurückgegangen. Aktuellen Schätzungen zufolge liegt die durchschnittliche Gehstrecke der Menschen in Deutschland bei etwa 1000 Metern pro Tag. Bestünde die Bevölkerung nur aus Frauen, läge der Wert 50 Prozent höher, aber wir Männer ruinieren die Statistik mit unseren 500 Metern am Tag. Verschleiß durch Überlastung? Schwer vorstellbar, wenn der Alltag eher von Rolltreppen als von Märschen geprägt ist.

Und trotz dieser wachsenden Bewegungsarmut ist die Zahl der Arthroseerkrankungen in den letzten Jahrzehnten deutlich gestiegen. Heute gilt als gesichert: Nicht zu viel Belastung schädigt die Gelenke – sondern zu wenig.

Die Idee, dass Arthrose eine reine Abnutzungserscheinung ist, stammt aus einer Zeit, in der man den Körper fast ausschließlich mechanisch betrachtet hat. Vor allem in der Orthopädie des 20. Jahrhunderts war es üblich, Gelenkprobleme wie technische Defekte zu behandeln: kaputter Knorpel – raus damit, Gelenk ersetzt, Problem gelöst.

Diese Vorstellung hat sich tief eingebrannt. Wahrscheinlich, weil sie so schön einfach ist. Man denkt an das Fahrrad im Keller, das nach Jahren knarzt. Oder an die Autoreifen, die irgendwann ausgetauscht werden müssen. Und schon klingt das Ganze irgendwie logisch. Das Knie ist alt, der Knorpel ist dünn, was soll man da noch machen?

Und genau das ist schade. Denn wer denkt, der Körper sei nur ein langsam zerfallendes System, verpasst viele Chancen zur Verbesserung. Doch sind unsere Gelenke wirklich wie Maschinenteile, die sich im Laufe des Lebens einfach abnutzen? Als gäbe es ein festgelegtes Verfallsdatum?

Natürlich spielt mechanische Belastung eine Rolle. Aber es ist ein Unterschied, ob ein Gelenk gut geführt, trainiert und regelmäßig bewegt wird oder einseitig überlastet, falsch oder, schlimmer noch, kaum genutzt wird. Ein gut trainierter Muskel verschleißt schließlich auch nicht. Ganz im Gegenteil, er wird stärker.

Und auch unser Gelenkknorpel ist auf Bewegung angewiesen. Ohne wird er nicht ausreichend durch die Gelenkflüssigkeit mit Nährstoffen versorgt. Bleibt die Bewegung aus, kommt die Versorgung ins Stocken. Und so beginnt ein Prozess der Degeneration – leise, anfänglich oft ohne Schmerzen, denn im Knorpel gibt es ja keine Nervenenden. Der Körper schlägt erst dann Alarm, wenn es fast zu spät ist.

Gene – der Joker, wenn niemand mehr weiterweiß

Ein weiterer Klassiker in der Liste der Scheinursachen sind die Gene. Wenn alles andere nicht mehr als Erklärung herhält, wird gern auf die »familiäre Veranlagung« verwiesen, und der Fall scheint erledigt.

Aber auch hier lohnt sich ein genauer Blick. Natürlich gibt es genetische Unterschiede. Und ja, manche Menschen sind durch ihre Veranlagung möglicherweise etwas anfälliger für bestimmte Erkrankungen. Aber das bedeutet nicht, dass Gene pauschal die Ursache für eine Arthrose sind. Sie entscheiden höchstens darüber, wie viel Aufwand jemand betreiben muss, um gesund zu bleiben: der eine etwas mehr, der andere etwas weniger. Das war's auch schon.

MANGELHAFTE INFORMATIONEN

Na, heute schon gegoogelt? Wer mit Gelenkschmerzen zu kämpfen hat, durchforstet oft zuerst das Internet. Sie fragen die Suchmaschine, was das Ziehen im Knie oder die Steifheit am Morgen bedeutet. Und dann prasseln Tausende Seiten mit Ratschlägen, Tipps, Produkten und vermeintlichen Wundermitteln auf Sie ein.

Die Forschung zur Arthrose hat in den letzten Jahren große Fortschritte gemacht. Früher dachten wir, man könne nichts dagegen tun. Doch heute wissen wir, dass sich der Verlauf aktiv beeinflussen lässt. Wenn Sie aber auf einen Artikel stoßen, der vor zehn Jahren verfasst wurde, können die Informationen längst überholt sein. Deshalb empfehle ich immer: Bleiben Sie am Ball!

Ich möchte Ihnen mit diesem Buch den aktuellen Stand der Forschung leicht verständlich präsentieren. Doch wie immer gilt: Ein Buch stellt hinsichtlich seines Wissensstandes eine Momentaufnahme dar. In zehn Jahren werde ich Ihnen also spätestens die aktualisierte Version präsentieren.

Und beim Surfen im Internet dürfen Sie nicht vergessen, dass viele Seiten ein vor allem wirtschaftliches Interesse haben. Sie möchten verkaufen. Dort bekommen Sie dann Informationen zum Thema Arthrose inklusive der einzigen Lösung: Nahrungsergänzungsmittel, Cremes oder Zaubertropfen. Diese Mittel kommen meist mit großen Versprechen daher. Überglückliche Kunden berichten von jahrelangen Schmerzen, die durch eine einfache Kur innerhalb kurzer Zeit verschwunden sind. Ich werde Ihnen im weiteren Verlauf des Buches Nährstoffe nennen, von denen sich die Wissenschaft einen gewissen Effekt erwartet.

Aber: Nahrungsergänzung allein wird das Problem nicht lösen!

RISIKOFAKTOREN FÜR ARTHROSE

Wie kommt es nun wirklich dazu, dass ein Gelenk die weltweit am häufigsten auftretende Gelenkerkrankung entwickelt? Leider lässt sich die Arthrose nicht einfach auf einen auslösenden Faktor reduzieren. Und trotzdem suchen wir immer nach der einen Ursache, die an unseren Beschwerden Schuld hat. Wenn der Rücken zwickt, wird die Gartenarbeit als Tunichtgut ausgemacht. Und wenn unser Knorpel geschädigt ist, muss das die Ursache für unsere Schmerzen sein. Diese eher mechanische Sichtweise auf den menschlichen Körper ist weit verbreitet, führt uns aber in den meisten Fällen nicht ans Ziel – oder zu einem schmerzfreien Leben.

In der Osteopathie suchen wir gern nach der »Primärursache« für die Schmerzen, die den Patienten oder die Patientin zu uns in die Praxis geführt haben. Aber auch das funktioniert nicht uneingeschränkt. Vielmehr ist es so, dass der Körper permanent von verschiedenen Dysfunktionen betroffen ist. Diese bekommen Sie in der Regel gar nicht mit, weil Ihr Organismus damit umgehen kann. Wenn es aber zu viel wird, treten Schmerzen auf. Ich erkläre das meinen Patienten und Patientinnen gern anhand des folgenden Beispiels: Stellen Sie sich vor, Sie können mit drei Bällen jonglieren. Diese stehen für Dysfunktionen in Ihrem Körper. Wenn ich Ihnen nun noch einen vierten Ball zuwerfe, ist die Wahrscheinlichkeit groß, dass Ihnen alle Bälle herunterfallen. Wir müssen also dafür sorgen, dass Sie nur ein oder zwei Bälle im Spiel haben. Wenn dann noch ein dritter Ball dazukommt, können Sie immer noch alle in der Luft halten.

In Bezug auf die Arthrose gehen wir also heute davon aus, dass mehrere Risikofaktoren miteinander interagieren und in der Summe – sowie mit der Zeit – den Schaden verursachen.

Doch die Überlastung?

»Moment, da hast du aber vorhin etwas anderes behauptet!«, werden Sie sich wahrscheinlich gerade gedacht haben. Aber ich möchte das Thema gern noch ein wenig weiter ausführen. Dann wird schnell klar, dass Überlastung zwar ein Faktor ist, aber nie der alleinige Auslöser.

In einigen Berufen werden Gelenke über einen längeren Zeitraum einseitig belastet. Nehmen wir als Beispiel einen Maler, der eine Zimmerdecke streicht. Er muss lange über Kopf arbeiten. Durch diese anhaltende Anstrengung wird der Gelenkknorpel in der Schulter einseitig belastet, und es kann zu einer Abflachung der Oberfläche kommen. Auf Dauer wird so die Knorpelstruktur beschädigt. Zusätzlich tritt meist eine Verschmälerung des Gelenkspaltes auf. Dadurch können auch andere Strukturen, beispielsweise Schleimbeutel, gereizt werden. Entwickelt sich nun eine Schleimbeutelentzündung, merken wir einen deutlichen Schmerz im Gelenk.

Sollten Sie also üblicherweise über einen langen Zeitraum in einer Position arbeiten, empfehle ich Ihnen dringend, sich regelmäßig auszuschütteln und die Gelenke zu mobilisieren. Falls Sie als Maler ausschließlich Zimmerdecken streichen, müssen auch Sie dann nicht zwangsläufig eine Arthrose bekommen.

Unterforderung, der Feind des Knorpels

Das deutlich größere Risiko für Ihren Knorpel lauert in einer permanenten Unterforderung. Sitzen ist das neue Rauchen! Diese Aussage gilt auch für unsere Gelenke. Wenn der Alltag durch eine sitzende Tätigkeit, fehlende Bewegung und ungenügende Belastung geprägt ist, wird der Knorpel nicht ausreichend mit Nährstoffen versorgt. Hyaliner Knorpel, wie er in den Gelenken vorkommt, hat weder Blutgefäße noch Nerven. Seine Zellen, die Chondrozyten, beziehen Sauerstoff, Glukose und Aminosäuren über Diffusion aus der Synovialflüssigkeit. Das ist die Gelenkschmiere, die bei Bewegung verstärkt gebildet und transportiert wird. Erst wenn das Gelenk rhythmisch komprimiert und wieder entlastet wird – etwa beim Gehen –, wird diese Flüssigkeit wie bei einer Pumpe in den Knorpel hinein- und wieder herausgedrückt. Fehlt dieser Wechsel, bleibt die Pumpe stehen: Nährstoffzufuhr und Abtransport von Abfallprodukten werden gedrosselt, der Stoffwechsel fährt herunter, und die Knorpelschicht wird dünner und spröde.

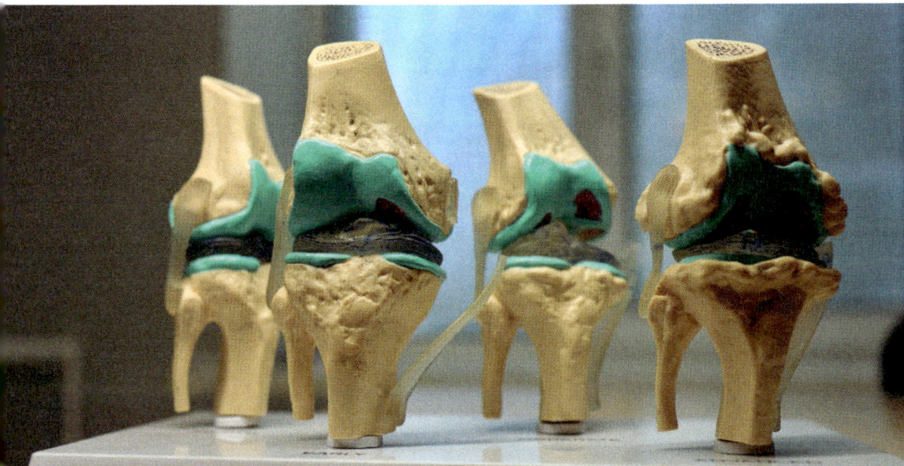

Knorpelschäden

Knorpel ist eine spiegelglatte Schutzschicht. Sie ist nur wenige Millimeter dick, aber extrem widerstandsfähig. Das Material, das hauptsächlich aus Wasser, Fett und Speicherzucker besteht, federt Stöße ab und sorgt dafür, dass die Knochen nahezu reibungslos aneinandergleiten. Anders als Haut oder Muskeln besitzt Knorpel aber keine Blutgefäße. Bei Verletzungen fehlt ihm das übliche Reparatursystem aus Blut, Fibrin und Immunzellen.

Ob nun bei einem Sportunfall, einer Operation oder durch schleichende Überbelastung – wird die Oberfläche beschädigt, ist es wie bei einem Kratzer in einer Antihaftpfanne: Die Last verteilt sich nicht mehr gleichmäßig. Rund um den Defekt steigt die Druck- und Scherbelastung, es entstehen winzige Mikroverletzungen, die den Riss nach und nach vergrößern.

Abgeriebene Knorpelpartikel schwimmen nun frei in der Gelenkflüssigkeit. Für die Gelenkkapsel sind sie Alarmsignale (sogenannte Danger-Associated Molecular Patterns, kurz: DAMPs). Aktivierte Zellen schütten Entzündungsbotenstoffe und Enzyme aus, die den verbliebenen Knorpel zusätzlich angreifen. Ein Teufelskreis aus Reizung, Abbau und noch mehr Reizung beginnt.

In dem verletzten Knorpelgewebe ist nun auch die Nährstoffversorgung eingeschränkt. Das erschwert alle Reparaturprozesse. Anstelle von stabilem hyalinem Knorpel bildet sich ein minderwertiger Faserknorpel, und die Schutzschicht sieht aus wie ein Flickenteppich. Das Ersatzgewebe ist weniger glatt, weniger elastisch und nutzt sich schneller ab, sodass das umliegende Originalmaterial nach und nach in Mitleidenschaft gezogen wird.

Wenn die Achse quer sitzt

Wenn unsere Beine gerade stehen, wird das Körpergewicht beim Gehen gleichmäßig auf die Innen- und die Außenseite des Kniegelenks verteilt. Sind die Achsen jedoch verschoben, ändert sich die Belastung.

Schon wenige Grad Abweichung können die Druckkräfte in dem stärker belasteten Abschnitt des Knies um bis zu 30 Prozent erhöhen. Als Selbstschutz verdichtet sich der Knorpel dort zunächst, wird dabei aber spröde und bekommt leichter Risse. Die entlastete Gegenseite erhält zu wenig Reize, und in der Folge baut sich ihr Knorpel langsam ab. So verliert das Gelenk an beiden Rändern Substanz.

Erhöhtes Körpergewicht und Adipositas

Übergewicht belastet das Gelenk auf zwei Ebenen. Mechanisch bedeutet jedes zusätzliche Kilogramm Körpermasse ungefähr eine Vervierfachung der Kraft, die beim Laufen auf Knie- und Hüftgelenk einwirkt. Das sollten Sie aber nicht überbewerten, denn der Stützapparat ist in der Lage, es zu kompensieren. Problematisch wird es bei Unfällen oder Verletzungen. Wenn Sie joggen gehen und dabei über eine Wurzel stolpern, muss das noch beschleunigte und dadurch potenzierte Extragewicht abgefangen werden.

Viel entscheidender ist bei Übergewicht aber ein anderer Punkt: Viele Menschen betrachten ihr Körperfett vor allem als lästiges Polster oder als Reserve für schlechte Zeiten. Doch Fettgewebe ist weit mehr als eine passive Masse. Es verhält sich wie eine kleine Hormonfabrik. Seine Zellen – die Adipozyten – geben Adipokine, entzündungsfördernde Eiweiße, in die Blutbahn ab. Eines der bekanntesten davon heißt Leptin. Gelangt dieses in hoher Konzentration zu den Knorpelzellen unserer Gelenke, löst es dort biochemische Reaktionen aus, die man mit einem inneren Verrosten vergleichen kann. Der oxidative Stress schwächt nach und nach die empfindliche Knorpelstruktur.

Die Folgen lassen sich in großen Bevölkerungsstudien klar erkennen. Menschen mit starkem Übergewicht, einem Body-Mass-Index über 30, entwickeln vier- bis sechsmal häufiger eine schmerzhafte Kniearthrose als Normalgewichtige. Entscheidend ist also nicht (nur) die rein mechanische Zusatzbelastung durch das Mehr auf der Waage, es sind vor allem die chemischen Signale aus dem Fettgewebe, die den Gelenkknorpel dauerhaft in Alarmbereitschaft versetzen und seinen natürlichen Reparaturmechanismus stören.

Die gute Nachricht lautet: Dieser Prozess ist umkehrbar. Schon ein moderater Gewichtsverlust senkt den Adipokinspiegel im Blut merklich und gibt den Knorpelzellen die Chance, zur Ruhe zu kommen.

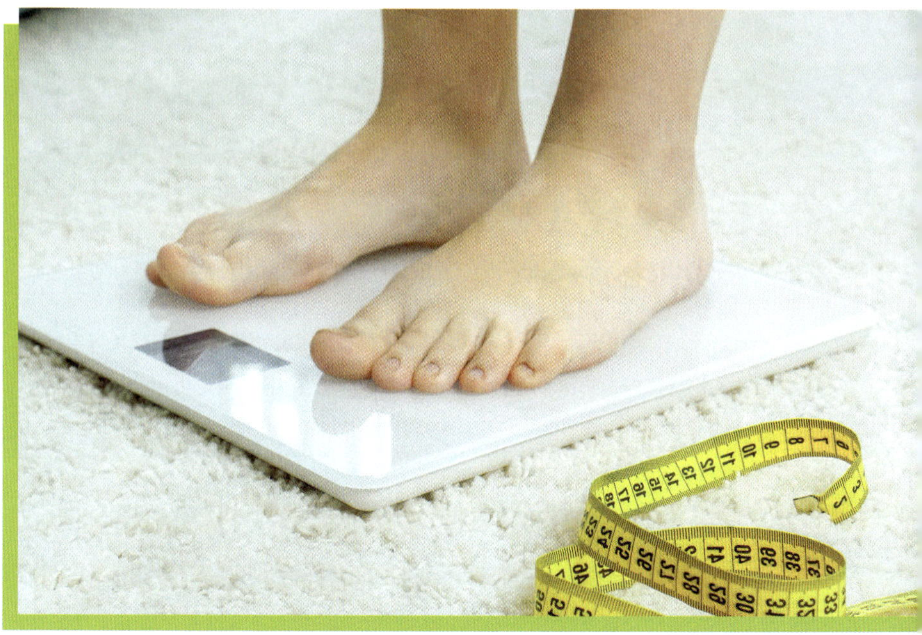

Rauchen Sie noch, oder humpeln Sie schon?

Ihre Gelenke sind wie eine Kleinstadt. Der Knorpel bildet dabei die Straßenbeläge, auf denen jede Bewegung abrollt. Damit der »Asphalt« belastbar bleibt, braucht er frische Nährstoffe. Geliefert werden sie über ein feines Netz aus kleinsten Blutgefäßen, die bis in den Knochen unter dem Knorpel reichen. Wenn Sie rauchen, legen Sie jedoch gleich mehrere Hindernisse in diese Versorgungswege.

- **Nikotin – der Gefäßverenger**
  Mit jeder Zigarette schicken Sie Nikotin in den Blutkreislauf. Dieser Stoff zieht die Gefäßwände zusammen, ähnlich wie wenn Sie einen Gartenschlauch zudrücken. Der Durchfluss verringert sich, der Blutdruck sinkt am Zielort, und der Sauerstoffgehalt des Bluts nimmt ab. Schon bei rund fünf Zigaretten am Tag schrumpft der Nährstoffstrom zum Knorpel um etwa 15 Prozent. Für ein Gewebe ohne direkte Blutversorgung ist das eine spürbare Hungerkur.
- **Bremsklötze für Zellhandwerker**
  Im Knorpel kümmern sich spezielle »Handwerkerzellen« um Reparaturen. Das sind die Fibroblasten und Chondrozyten. Nikotin nimmt ihnen sozusagen das Werkzeug aus der Hand, ihre Aktivität wird gehemmt. Gleichzeitig baut sich altes Material weiter ab. Ein Konto, das bald ins Minus rutscht.
- **Feuer im Gelenk**
  Rauchen erhöht systemische Entzündungswerte. Labormarker wie CRP (C-reaktives Protein) und der Botenstoff IL-6 liegen bei Rauchern deutlich höher als bei Nichtrauchern. Ein entzündungsreicher Gelenkraum verhält sich wie eine Dauerbaustelle mit aggressiven Chemikalien: Die Abfälle häufen sich, die Straßen bröckeln schneller.

ARTHROSE aus osteopathischer Sicht

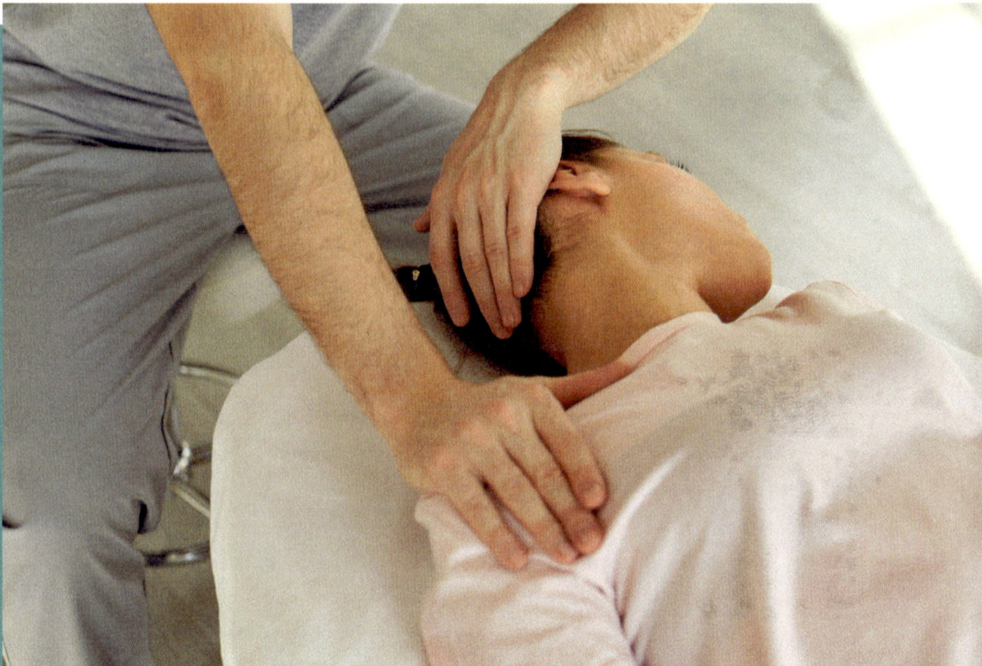

Ein befreundeter Zahnarzt hat einmal den folgenden Ausspruch geprägt: »An jedem Zahn hängt auch noch ein ganzer Mensch!« Damit wollte er zum Ausdruck bringen, dass man nicht nur den erkrankten Bereich im Blick haben sollte. Das trifft auch und ganz besonders auf die Arthrose zu. Ich sehe in meiner Praxis täglich Patientinnen und Patienten mit beginnender oder bereits fortgeschrittener Arthrose. Leider wird hier auch heute noch weitgehend eine »Schlüssellochmedizin« betrieben. Wir sehen das erkrankte Gelenk und suchen auch nur dort die vermeintliche Ursache. Dann ist man schnell zu dick, hat das Gelenk abgearbeitet oder ein paarmal zu oft Sport getrieben. Für Sie als Patienten bzw. Patientin ist das frustrierend, weil Sie meist im gleichen Atemzug mitgeteilt bekommen: »Da kann man nichts machen!«

Mir ist es aber wichtig, dass wir noch einen Schritt weiter gehen. Denn ich frage nicht nur, was kaputt ist. Vielmehr stelle ich mir die Frage: Was hat überhaupt dazu geführt, dass sich dieses Gelenk so stark abgenutzt hat?

Warum ist es genau das Knie, das Hüftgelenk oder die Schulter, die schmerzt? Und warum jetzt und nicht bereits vor fünf oder zehn Jahren? Kurz: Warum wurde das Gelenk über einen langen Zeitraum hinweg überlastet, unzureichend versorgt oder hat sich vielleicht sogar dauerhaft entzündet?

Ich betrachte den Menschen dabei immer in seiner Ganzheit. Man spricht gern von Körper, Geist und Seele. Und obwohl dieser Ausdruck für mich einen esoterischen Touch hat, trifft es zu. Wenn ich später auf die einzelnen Gelenke eingehe, möchte ich Ihnen einige meiner Patienten und Patientinnen vorstellen. Wenn Sie ihre Geschichte lesen, verstehen Sie, was ich meine.

Um die Entstehung einer Arthrose zu begreifen, untersuche ich also nicht nur das schmerzende Gelenk, sondern auch das umliegende Bewegungssystem, den Zustand der Durchblutung, die Spannungsverhältnisse in der Muskulatur und den Faszien. Auch die Nerven werden dabei begutachtet. Insbesondere das vegetative Nervensystems ist eng mit Stress, Erholung und Regeneration verbunden. Wie Stress zu Arthrose führt und warum erholsamer Schlaf wichtig ist? Dazu später mehr (Seite 189 bzw. 198).

Ich erlebe häufig, dass langjährige Fehlhaltungen, einseitige Belastungen, alte Verletzungen, aber auch Dauerstress oder emotionale Spannungen zu einer chronischen Überlastung bestimmter Gelenke führen. In diesem Fall ist die Arthrose nicht einfach ein Verschleiß, sondern das Resultat einer lang andauernden Dysbalance im gesamten System.

Das bedeutet für mich, dass die Behandlung nicht nur am Gelenk selbst ansetzt, sondern dort, wo die Ursachen liegen. Das kann manchmal im Becken sein, manchmal im Kiefer, manchmal im Alltag meines Patienten bzw. meiner Patientin. Erst wenn ich alle funktionellen, nervlichen und auch psychosozialen Faktoren zusammen betrachte, ergibt sich für mich ein klares Bild davon, warum sich die Arthrose entwickelt hat und wo ich therapeutisch ansetzen kann, um die Beschwerden zu lindern und den Körper wieder in ein besseres Gleichgewicht zu bringen.

Ich möchte Ihnen zeigen, welche größeren Zusammenhänge langfristig zu einer Arthrose führen können. Das Schöne daran ist: Wenn Sie um die Wechselwirkungen wissen, können Sie selbst viel besser auf Ihren Körper achten. Und das wirkt sich nicht nur auf Ihre Gelenke aus.

Ich werde die Zusammenhänge anhand von realen Patientengeschichten erklären. Ich bitte bereits im Vorfeld um Verständnis dafür, dass ich aufgrund der Komplexität des menschlichen Körpers die Ursachen nie erschöpfend aufzeigen kann.

DIE SCHULTER

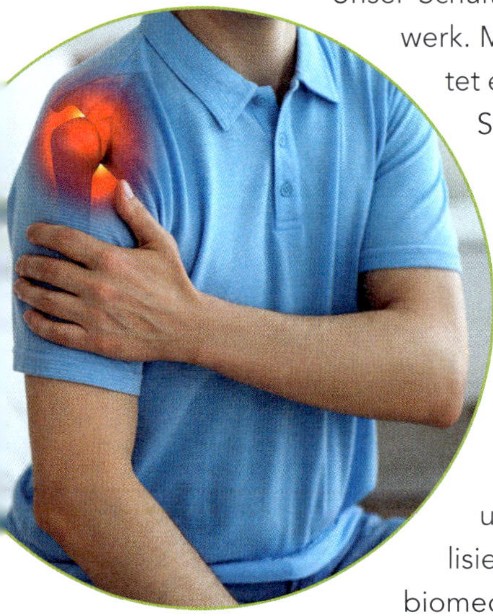

Unser Schultergelenk ist ein anatomisches Meisterwerk. Mit einer Rotation von fast 360 Grad bietet es mehr Bewegungsfreiheit als das eines Schimpansen. Es ermöglicht uns kräftige Wurfbewegungen mit hoher Geschwindigkeit. Einige Baseballprofis können den Ball auf unglaubliche 170 km/h bringen. Gleichzeitig erlaubt unser Schultergelenk eine feine Kontrolle wie beim vorsichtigen Kippen eines Wasserglases. Möglich wird das durch ein Zusammenspiel aus drei Gelenken und einer besonderen muskulären Stabilisierung. Kein anderes Säugetier hat dieses biomechanische Kunstwerk in der Ausdifferenzierung.

Anatomie des Schultergelenks

Was wir im Alltag ganz selbstverständlich als unsere Schulter bezeichnen, ist in Wirklichkeit ein hochkomplexes System aus drei verschiedenen Teilgelenken, die zusammenarbeiten, um uns eine erstaunliche Beweglichkeit zu ermöglichen. Ohne diese perfekte Teamarbeit könnten wir nicht einmal jemandem zuwinken oder ein Glas aus dem oberen Regal holen.

Das Hauptschultergelenk, in der Fachsprache Glenohumeralgelenk genannt, ist ein Kugelgelenk, bei dem der runde Kopf des Oberarmknochens in einer flachen Pfanne des Schulterblatts sitzt. Diese Gelenkpfanne umschließt den Oberarmkopf jedoch nur zu 30 Prozent. Der Rest wird muskulär und durch stabilisierende Bänder gehalten. Das ermöglicht uns auch diese große Rotation. Wenn es hier zu einer Knorpelschädigung kommt, spricht man von einer Omarthrose.

Ein weiterer Bestandteil ist das Schultereckgelenk, auch als AC-Gelenk bekannt (kurz für Akromioklavikulargelenk). Es verbindet das äußere Ende des Schlüsselbeins mit dem Schulterdach.

Das dritte Gelenk im Bunde ist das Brustbein-Schlüsselbein-Gelenk, medizinisch als Sternoklavikulargelenk bezeichnet. Es verbindet das innere Ende des Schlüsselbeins mit dem Brustbein und stimmt die Schultergürtelbewegung mit der Brustkorbbewegung ab.

Diese drei Gelenke werden stabilisiert und gleichzeitig beweglich gehalten durch die Rotatorenmanschette oder Muskel-Sehnen-Kappe. Dabei handelt es sich um einen Verbund aus vier Muskeln, die den Oberarmkopf im Gelenk sichern. Man kann sie sich wie eine stützende Hängematte vorstellen, die das Ende des Knochens sicher in der Gelenkpfanne hält, während sie ihm gleichzeitig eine enorme Bewegungsfreiheit gestattet.

Der Vollständigkeit halber erwähne ich noch das Skapulothorakale Gleitlager. Es ist eigentlich kein richtiges Gelenk, weil es nicht durch Knorpel zusammengehalten wird. Es gilt aber als »Nebengelenk«. Dank ihm kann sich, wenn Sie Ihren Arm anheben, das Schulterblatt frei auf dem Brustkorb bewegen.

Schultergelenksarthrose aus osteopathischer Sicht

Das Schultergelenk bzw. die Schultergelenke sind aufgrund ihrer großen Mobilität anfälliger für Verletzungen als zum Beispiel das straff stabilisierte Hüftgelenk. Gleichzeitig haben viele Strukturen in unserem Körper einen direkten Einfluss auf sie. Das zeigt sich manchmal sehr schnell wie bei einer Schleimbeutelentzündung nach einer Überlastung, bisweilen aber auch erst spät wie bei einer Schultergelenksarthrose.

Aus osteopathischer Sicht lohnt sich daher ein Blick über das eigentliche Gelenk hinaus. Häufig liegt die Ursache für eine schmerzhaft eingeschränkte Schulterbeweglichkeit oder einen schleichenden Knorpelabbau nicht allein in der Schulter selbst, sondern im komplexen Zusammenspiel von Muskeln, Faszien, inneren Organen und der Wirbelsäule.

So können Verspannungen im Zwerchfell – unserem wichtigsten Atemmuskel – über fasziale Verbindungen die Beweglichkeit des Brustkorbs und damit auch die Position des Schulterblatts beeinflussen. Ein dauerhaft hochgezogenes Schulterblatt verändert die Biomechanik im Gelenk. Fehlbelastung, Entzündung und schließlich Arthrose sind mögliche Folgen.

Auch die Hals- (HWS) und Brustwirbelsäule (BWS) müssen untersucht werden. Eine Blockade in der oberen BWS oder eine Fehlhaltung mit nach vorn fallenden Schultern (häufig bei Schreibtischarbeit) kann die Funktion der Rotatorenmanschette und der Schultergelenkkapsel erheblich stören. Das führt auf Dauer zu einem ungleichmäßigen Druck auf die Gelenkflächen.

Die osteopathische Diagnostik berücksichtigt auch die viszeralen Zusammenhänge – also Wechselwirkungen zwischen inneren Organen und dem Bewegungsapparat. Beispielsweise können Spannungen aus Leber oder Gallenblase über fasziale Zugbahnen die rechte Schulterregion beeinträchtigen. Die Leber ist unser größtes inneres Organ und sitzt direkt unter dem rechten Rippenbogen. Dort ist sie auf einer etwa handtellergroßen Fläche am Zwerchfell angewachsen, das wiederum einen direkten Einfluss auf die Schulter hat. Wenn die Leber durch eine chronische Belastung (z. B. durch Medikamente, Alkohol, ungesunde Ernährung oder stille Entzündungen) an Beweglichkeit verliert oder in eine Dauerspannung gerät, kann sich dies über die Faszienkette bis in die rechte Schulter fortpflanzen. Die Folgen: ein ziehender, dumpfer Schmerz, eingeschränkte Beweglichkeit – und bei langfristiger Überlastung des Gelenks eine Arthrose.

Auch die Gallenblase, die unterhalb der Leber liegt, spielt hier eine Rolle. Bei Menschen mit chronischem Stress oder Fettstoffwechselstörungen kann es zu funktionellen Gallenspannungen kommen. Diese führen nicht zwangsläufig zu Gallensteinen – können aber über das vegetative Nervensystem und die faszialen Verbindungen Spannung auf den rechten oberen Bauchraum und die Schulterregion übertragen. Auch hier gilt: Die Schulter selbst ist nicht das ursprüngliche Problem, leidet aber mit – wie ein Seil, das am anderen Ende unter Zug gerät.

Während Leber und Gallenblase vor allem die rechte Seite betreffen, kann der Magen Einfluss auf die linke Schulter nehmen. Besonders bei chronischer Übersäuerung, Reflux oder emotionalem Stress (Stichwort: »Das schlägt mir auf den Magen.«) können Spannungen im oberen Bauchbereich entstehen, die über das Zwerchfell bis zur linken Schulter projiziert werden. Ein Zusammenhang, der häufig zu beobachten ist, liegt hier im Phrenicusnerv, der für die neuronale Versorgung des Zwerchfells zuständig ist. Dieser Nerv kommt aus der mittleren Halswirbelsäule, genauer aus den Segmenten C3 bis C5. Wird das Zwerchfell in seiner Funktion eingeschränkt, kann es zu einer neurologischen Störung kommen, die eine Verspannung der Muskulatur im Bereich der mittleren Halswirbelsäule auslöst. Solche Beschwerden sind oft diffus, also nicht klar lokalisierbar, und werden mitunter als »Schulter-Arm-Syndrom« fehlgedeutet.

Aus der Praxis: Melanie, 49 Jahre

Als Melanie zu mir in die Praxis kam, konnte sie ihren rechten Arm nur noch unter Schmerzen anheben. Die mitgebrachten Befunde zeigten eine fortgeschrittene Arthrose im AC-Gelenk sowie eine Schleimbeutelentzündung unter dem Schulterdach. Sie hat zwei Kinder im Alter von sieben und zwölf Jahren. Beide wurden per Kaiserschnitt zur Welt gebracht.

Sektionsnarben können unbehandelt auf Dauer zu Problemen führen. Die Bauchwand wird nach einem Kaiserschnitt über mehrere Schichten genäht – Haut, Faszien, Muskeln, Bauchfell und Gebärmutterwand. Diese Naht ist aber nicht mehr so beweglich. Sie können sich das vorstellen wie bei einem Pullover, der nach einem Riss repariert werden muss. Das Nahtmaterial ist nicht so elastisch wie der Rest des Stoffes. So verhält es sich auch bei der Sektionsnarbe. Ihr Körper reagiert darauf aber viel sensibler als Ihr Lieblingspulli.

In Melanies Fall löste die Narbe einen Zug auf die vordere Faszienkette aus, der dazu führte, dass sich Melanies Schlüsselbein beim Anheben des Armes nicht mehr optimal mitbewegte. Das Schlüsselbein ist außen knorpelig am Schulterblatt angebracht (AC-Gelenk), wo nun bei jedem Anheben des Armes verstärkt Stress entstand. Durch Melanies sitzende Tätigkeit verstärkte sich dieser Umstand noch weiter, sodass es über die Jahre zu einer fortschreitenden Schädigung des Gelenks kam.

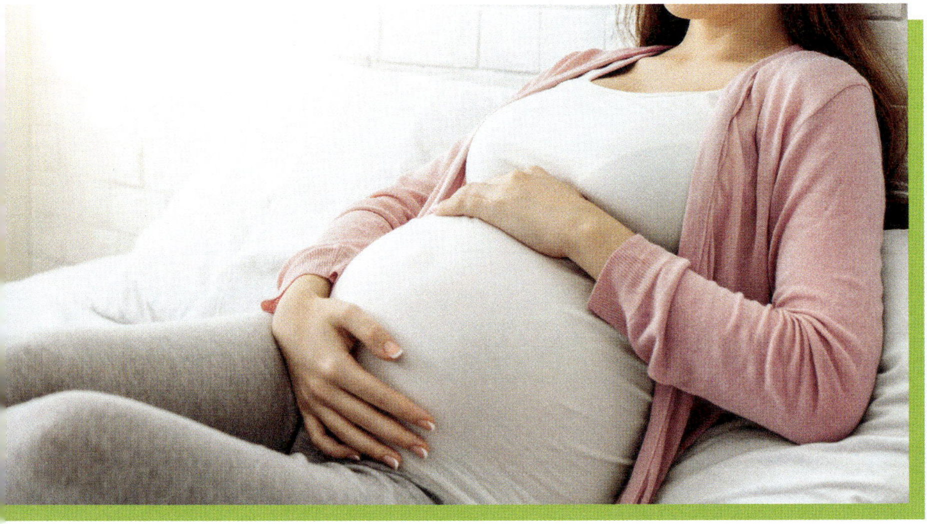

Die osteopathische Selbstbehandlung

Anleitungsvideos per QR-Code oder unter: www.bit.ly/4otK8nX

1. Pendeln mit dem Arm (Codman-Pendeln)

Ziel: Entlastung, Mobilisierung, Schmerzlinderung
So geht's:

- Beugen Sie sich leicht nach vorn, und stützen Sie den gesunden Arm auf einem Tisch auf.
- Der betroffene Arm hängt locker nach unten.
- Lassen Sie den Arm entspannt vor- und zurückpendeln, dann schwingen Sie ihn seitlich und schließlich kreisend.

Dauer: je Bewegungsrichtung 30 Sekunden
Frequenz: 2–3 Mal täglich

2. Tuchzug hinter dem Rücken

Ziel: Verbesserung der Innenrotation
So geht's:

- Halten Sie ein Handtuch mit einer Hand über die Schulter nach hinten, und greifen Sie es mit der anderen Hand von unten.
- Ziehen Sie die Hände langsam aufeinander zu, ohne etwas zu erzwingen.
- Wenn Sie nicht weiter kommen, halten Sie die Position 20–30 Sekunden.

Dauer: 3–5 Wiederholungen pro Seite
Frequenz: 2 Mal täglich

3. Wandkrabbeln

Ziel: Verbesserung der Flexion

So geht's:

- Stellen Sie sich frontal zur Wand, und setzen Sie die Fingerspitzen an die Wand.
- »Krabbeln« Sie mit den Fingern hoch, bis ein leichter Dehnreiz in der Schulter entsteht.
- »Krabbeln« Sie langsam zurück.

Dauer: 5–10 Wiederholungen

Frequenz: 2 Mal täglich

4. Isometrisches Drücken gegen die Wand

Ziel: Stabilisation ohne Bewegung

So geht's:

- Stellen Sie sich seitlich zur Wand, und winkeln Sie den Ellbogen im 90°-Winkel an.
- Drücken Sie den Handrücken gegen die Wand, ohne die Schulter zu bewegen.
- Halten Sie die Spannung 5–10 Sekunden.

Dauer: 5–8 Wiederholungen

Frequenz: 1–2 Mal täglich

5. Schulterblattretraktion im Stand oder Sitz

Ziel: Aktivierung der hinteren Schulter- und Rumpfmuskulatur

So geht's:

- Stellen oder setzen Sie sich aufrecht hin, und lassen Sie die Arme seitlich hängen.
- Ziehen Sie die Schulterblätter bewusst nach hinten unten (nicht nach oben!).
- Halten Sie die Position, dann lassen Sie locker.

Dauer: 10–15 Wiederholungen

Frequenz: 1 Mal täglich

6. Wandengel (Wall Angels)

Ziel: Haltung verbessern, Beweglichkeit und Stabilität fördern

So geht's:

- Stellen Sie sich mit dem Rücken zur Wand, und lehnen Sie Schultern und Arme an.
- Führen Sie die Arme langsam nach oben und unten, ohne dass sie sich von der Wand lösen. Sie können die Arme dabei ausstrecken oder nach oben anwinkeln.
- **Wichtig:** Gehen Sie nur so weit, wie es schmerzfrei möglich ist.

Dauer: 10 Wiederholungen

Frequenz: 3–4 Mal pro Woche

DER ELLBOGEN

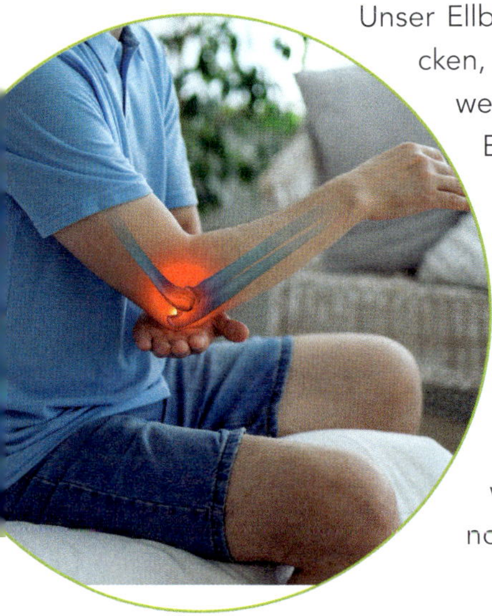

Unser Ellbogen ermöglicht uns kraftvolles Zupacken, präzises Greifen und feinmotorische Bewegungen – vom Schleppen des schweren Einkaufskorbs bis zum Führen eines Pinsels. Während die Schulter für Beweglichkeit sorgt und die Hand für Feinarbeit zuständig ist, bildet der Ellbogen das Bindeglied dazwischen. Er überträgt Kraft, leitet Bewegungen weiter und sorgt für Stabilität. Ohne einen funktionierenden Ellbogen könnten wir weder einen Schraubverschluss öffnen noch eine Gabel zum Mund führen.

Anatomie des Ellbogengelenks

Was wir den Ellbogen nennen, ist in Wirklichkeit ein komplexes Zusammenspiel von drei Teilgelenken, die alle von einer gemeinsamen Gelenkkapsel umschlossen sind. Sie verbinden je zwei der Armknochen miteinander und arbeiten wie Zahnräder zusammen, um uns fließende, kraftvolle und präzise Bewegungen zu ermöglichen:

1. **Humeroulnargelenk** – das Scharniergelenk zwischen Oberarmknochen (Humerus) und Elle (Ulna). Es ist für die Beugung und Streckung verantwortlich, also z. B. dafür, dass wir eine Schublade öffnen oder den Arm durchstrecken können.

2. **Humeroradialgelenk** – die Verbindung zwischen Oberarmknochen und Speiche (Radius). Dieses Gelenk ist an Drehbewegungen des Unterarms beteiligt, z. B., wenn wir einen Schraubenzieher drehen oder eine Türklinke betätigen.
3. **Proximales Radioulnargelenk** – das Gelenk zwischen Elle und Speiche im oberen (körpernahen) Unterarm. Es ermöglicht gemeinsam mit dem distalen (körperfernen) Gegenstück in der Nähe des Handgelenks die Pronation und Supination, also das Ein- und Auswärtsdrehen des Unterarms zum Wenden der Hand.

Diese drei Gelenke werden von kräftigen Bändern, Sehnen und Muskeln stabilisiert. Besonders wichtig sind dabei die Beugemuskeln wie der Musculus biceps brachii (Bizeps) und die Streckmuskeln wie der Musculus triceps brachii (Trizeps). Der Ellbogen muss dabei nicht nur stabil, sondern auch flexibel genug sein, um Alltagsbewegungen mit Leichtigkeit durchzuführen.

Ellbogengelenksarthrose

Kommt es zu einer dauerhaften Überforderung, etwa durch sportliche Belastung (Tennis, Wurfsportarten), körperlich schwere Arbeit oder alte Verletzungen wie Brüche oder Bänderrisse, kann sich das Gelenk entzünden. Dann beginnt der Knorpel, sich langsam abzunutzen. Das Resultat ist eine Cubitalarthrose, also die Arthrose des Ellbogengelenks.

Typische Symptome sind:

- Schmerzen beim Beugen oder Strecken
- Bewegungseinschränkungen
- Reibegeräusche oder ein Blockiergefühl
- Schwellungen oder Entzündungszeichen bei akuten Schüben

Oft ist das Gelenk zunächst nur in bestimmten Winkeln schmerzhaft. Mit Fortschreiten der Erkrankung kann es jedoch zunehmend zu Ruheschmerzen und einer eingeschränkten Alltagstauglichkeit kommen.

Ellbogengelenksarthrose aus osteopathischer Sicht

Aus osteopathischer Perspektive ist der Ellbogen nicht nur ein lokales Gelenk, sondern Teil einer funktionellen Kette, die vom Nacken bis in die Hand reicht. Spannungen in der Halswirbelsäule, Fehlstellungen im Schultergelenk oder Einschränkungen im Handgelenk können sich unmittelbar auf den Ellbogen auswirken – und umgekehrt.

Das Ellbogengelenk fungiert als biomechanischer Vermittler zwischen der Schulter und der Hand. Kommt es in einem der angrenzenden Abschnitte zu Bewegungseinschränkungen oder muskulären Dysbalancen, versucht der Körper häufig, diese durch Ausgleichsbewegungen im Ellbogen zu kompensieren. Dadurch kann dort über die Zeit eine chronische Fehlbelastung eintreten, die den Knorpelverschleiß begünstigt. Besonders häufig zu beobachten ist dies bei Bürotätigen sowie Handwerkerinnen und Handwerkern, bei denen einseitige Belastungen der oberen Extremitäten an der Tagesordnung sind.

In der osteopathischen Behandlung wird daher nicht nur das Ellbogengelenk selbst betrachtet, sondern auch dessen Beziehung zu benachbarten Gelenken und Geweben. Einschränkungen im Schultergürtel, muskuläre Verspannungen entlang der Armlinie oder eine veränderte Statik der Halswirbelsäule können Einfluss auf die Gelenkmechanik und die Schmerzsymptomatik im Ellbogen nehmen.

Häufig lässt sich auch ein Zusammenhang zum lymphatischen System feststellen. Das Lymphsystem ist verantwortlich für den Abtransport von Zelltrümmern, Entzündungsstoffen und Gewebsflüssigkeit. Kommt es zu einer verminderten Lymphzirkulation im Bereich des Arms, kann das zu chronischen Schwellungen, Gewebeverquellungen und Entzündungsprozessen beitragen. Auf Dauer begünstigen diese Verformungen den Knorpelabbau. Es kommt nicht selten vor, dass die Beschwerden als Tennis- oder Golfarm fehldiagnostiziert werden.

Aus der Praxis: Maren, 53 Jahre

Maren kam mit einem eher untypischen Beschwerdebild in meine Praxis. Sie hatte Schmerzen im linken Ellbogen. Es gab aber keine ersichtliche Ursache. Weder lag eine akute Überlastung vor noch eine Verletzung. Sie hatte eine leichte Arthrose im Ellbogen. Diese war aber laut Bildgebung nicht stark ausgeprägt. Und doch waren die Beschwerden hartnäckig und schränkten sie zunehmend beim Yoga und im Alltag ein.

Im Anamnesegespräch erzählte sie beiläufig, dass sie unter chronischen Verdauungsproblemen litt: Völlegefühl, Blähungen, gelegentliche Verstopfung. Auch auf emotionale Belastungen reagierte ihr Magen-Darm-Trakt empfindlich, wie sie sagte – insbesondere in stressigen Phasen.

Die körperliche Untersuchung zeigte eine deutlich verminderte Beweglichkeit im linken unteren Bauchraum. Dort befindet sich der absteigende Teil des Dickdarms (Colon descendens). Zudem war das Zwerchfell verhärtet und in seiner Auf- und Abbewegung eingeschränkt. Gleichzeitig bestand eine leichte Asymmetrie der Schultergürtelmuskulatur auf der linken Seite und eine eingeschränkte Rotation der oberen Brustwirbelsäule.

Was auf den ersten Blick überraschend erscheinen mag, lässt sich einfach erklären: Zwischen dem Verdauungstrakt und dem Bewegungsapparat bestehen enge fasziale und nervale Verbindungen. So ist beispielsweise der Dickdarm über bindegewebige Aufhängungen – das Mesokolon – mit der hinteren Bauchwand verbunden. Verklebungen oder Spannungen in diesem Bereich können sich auf den Brustkorb, die Rippen und den Schultergürtel übertragen. Diese Bezugsketten reichen bis zur Halswirbelsäule und beeinflussen dort Haltung, Muskelspannung und Beweglichkeit. Das hat auf Dauer Folgen für die gesamte obere Extremität.

Bei Maren führte das zu einer permanent leicht eingedrehten linksseitigen Schonhaltung. Diese Abweichung übertrug sich auf die Schultermechanik, wodurch sich die Ellenbogenstreckung im linken Arm wandelte. Die kleinen biomechanischen Störungen hatten sich über Wochen zu einem schmerzhaften Problem ausgewachsen.

Die osteopathische Selbstbehandlung

Anleitungsvideos per QR-Code oder unter: www.bit.ly/43piBMq

1. Kreuzreibungsmassage für die Faszien

Ziel: Durchblutung, Mobilisierung, Schmerzlinderung

So geht's:

- Legen Sie den betroffenen Arm bequem auf einem Tisch ab.
- Massieren Sie sanft das Gewebe um Ihren Ellbogen. Sie können dazu mit Ihren Fingern senkrecht zu den Muskelfasern streichen.
- Wenn Sie möchten, ziehen Sie mit Daumen und Zeigefinger wie mit einer Zange das Gewebe hoch.

Dauer: nach Bedarf ca. 60 Sekunden

Frequenz: 2–3 Mal täglich

2. Mobilisation der Nerven

Ziel: Gleitfähigkeit der Armnerven

So geht's:

- Stehen oder sitzen Sie mit geradem Oberkörper, und strecken Sie die Arme seitlich aus.
- Drehen Sie Ihren Kopf nach links, um Ihre Hand zu sehen. Drehen Sie die Handfläche der linken Hand gleichzeitig nach oben.
- Drehen Sie den Kopf zurück zur Mitte und die Handflächen nach unten, und wiederholen Sie die Übung auf der anderen Seite

Dauer: 10–15 Wiederholungen pro Seite

Frequenz: 2–3 Mal täglich

3. Ausrollen des Unterarms

Ziel: Entspannung der Unterarmmuskulatur

So geht's:

- Legen Sie Ihren Unterarm auf einen Ball.
- Rollen Sie nun den Ball langsam mit Ihrem Unterarm hin und her.
- Der Fokus liegt auf den schmerzhaften Stellen.

Dauer: 1–2 Minuten

Frequenz: 1 Mal täglich

4. Ausrollen der Schultermuskulatur

Ziel: Entspannung der Schulter- und Oberarmmuskulatur

So geht's:

- Stellen Sie sich mit dem Rücken zur Wand. Klemmen Sie einen kleinen Ball zwischen Schulterblatt und Wand.
- Rollen Sie nun mit kreisenden Bewegungen über den Ball, sodass die Muskulatur der hinteren Schulter und des Oberarms massiert wird.

Dauer: 1–2 Minuten pro Seite

Frequenz: 1 Mal täglich

DIE HAND- UND FINGERGELENKE

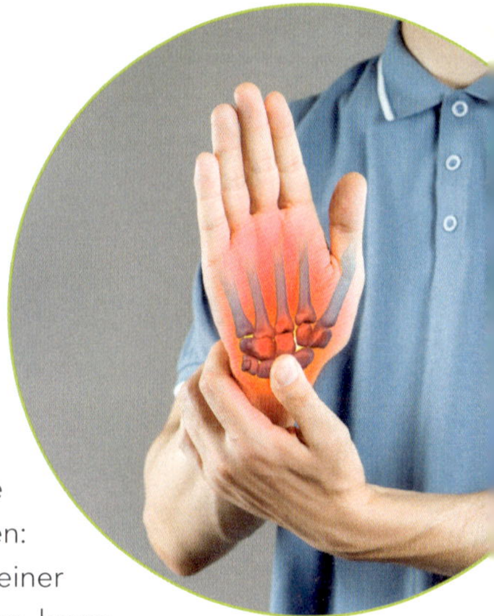

Die menschliche Hand ist ein Wunderwerk der Natur. Sie ist extrem filigran gebaut und zugleich kraftvoll. 27 Knochen mit mehr als 30 Gelenken bauen sie auf. Durch diese Feinmechanik ermöglicht die Hand uns eine beeindruckende Präzision. Ob wir auf einer Tastatur schreiben, eine winzige Schraube greifen oder ein Musikinstrument spielen: All diese Bewegungen geschehen mit einer Selbstverständlichkeit, die uns im Alltag kaum bewusst wird. Die Fingerkuppe unseres Zeigefingers beispielsweise kann Bewegungen mit einer Auflösung von weniger als einem Zehntelmillimeter ausführen und so zum Beispiel Blindenschrift lesen. Das ist eine Feinmotorik, die bis heute noch kein Roboter erreicht hat.

Doch gerade diese Filigranität hat ihren Preis. Wo so viele kleine Strukturen auf engstem Raum koordiniert zusammenarbeiten, reichen schon geringe Störungen, damit das Gleichgewicht kippt. Wenn die Gelenke der Finger oder das Handgelenk erkranken, merken wir sofort, wie oft wir unsere Hände benutzen. Es sind dann nicht nur einzelne Handgriffe, die schwerfallen – die ganze Alltagsroutine gerät plötzlich zu einer Herausforderung, wenn das Öffnen einer Flasche oder das Zuknöpfen des Hemdes von stechenden oder ziehenden Schmerzen begleitet wird.

Anatomie von Hand- und Fingergelenken

Was wir als das Handgelenk bezeichnen, ist tatsächlich ein Verbund von mehreren Einzelgelenken, die millimetergenau zusammenarbeiten. Sie verbinden den Unterarm mit der Hand und sorgen dafür, dass wir die Hand nach oben, unten, zur Seite und im Kreis bewegen können. Auch das Drehen der Hand, zum Beispiel beim Öffnen eines Schraubverschlusses, wird durch diese Gelenke unterstützt.

Unsere Fingergelenke sind zwar klein, aber von enormer Bedeutung. Jeder Finger (außer dem Daumen) besitzt drei Gelenke. Sie müssen die folgenden Begriffe nicht auswendig lernen, beim nächsten Scrabble-Abend würden Sie aber Eindruck schinden:

- das **MCP-Gelenk** (Metakarpophalangealgelenk) – das Grundgelenk, das die Finger mit der Handfläche verbindet
- das **PIP-Gelenk** (proximales Interphalangealgelenk) – das Mittelgelenk
- das **DIP-Gelenk** (distales Interphalangealgelenk) – das Endgelenk nahe der Fingerkuppe

Diese Gelenke ermöglichen uns das Greifen, Kneten, Drücken, Tasten und Fühlen. Sie müssen gleichzeitig flexibel und stabil sein, Belastungen standhalten und dabei präzise reagieren. Eine enorme Herausforderung, der sie Tag für Tag begegnen. Das gilt übrigens besonders für uns Osteopathen und Osteopathinnen, da wir mit unseren Fingern die feinen Veränderungen im Körper ertasten müssen, um anschließend auch mal beherzt zuzugreifen.

Besonders bemerkenswert ist der Daumen. Er besitzt nur zwei Gelenke und unterscheidet sich auch funktionell deutlich von den anderen Fingern. Dank seines Sattelgelenks an der Basis kann er dem Zeigefinger entgegengestellt werden. Diese Beweglichkeit erlaubt es uns, Werkzeuge zu halten, Schrauben zu drehen, Knöpfe zu schließen und auch auf einem Smartphone zu wischen und zu tippen. Ohne den opponierbaren Daumen wären unsere Hände reine Greifhaken, und evolutionär hätten wir es sicherlich nicht so weit gebracht. Denn wo andere Tiere scharfe Krallen zur Verfügung hatten, mussten wir uns passende Werkzeuge bauen.

Arthrose in der Hand

Arthrose in den Hand- und Fingergelenken tritt leider besonders häufig auf. Eine mögliche Ursache kann sein, dass sie im Alltag enorm beansprucht werden.

Typische Formen sind:

- **Rhizarthrose** – Arthrose des Daumensattelgelenks, besonders häufig und schmerzhaft
- **Heberden-Arthrose** – Arthrose der Endgelenke der Finger (DIP)
- **Bouchard-Arthrose** – Arthrose der Mittelgelenke der Finger (PIP)
- **Handgelenksarthrose,** meist nach Traumata oder bei chronischer Fehlbelastung

Die Symptome reichen von dumpfen Schmerzen über Steifigkeit, Gelenkknirschen und Kraftverlust bis hin zu sichtbaren Knoten an den Fingerendgelenken.

Handgelenksarthrose aus osteopathischer Sicht

Das Handgelenk ist eingebettet in ein fein abgestimmtes System aus Schulter, Ellbogen, Unterarmmuskulatur und sogar der Wirbelsäule. Gerade bei chronischen Schmerzen oder Arthrose der Finger zeigt sich oft, dass die Ursache nicht allein im Gelenk selbst liegt.

Fehlhaltungen im Schulter-Nacken-Bereich, verkürzte Unterarmfaszien oder Blockaden in der Wirbelsäule können die Gelenkmechanik der Hand so verändern, dass einzelne Bereiche dauerhaft überlastet werden. Auch Narben, alte Frakturen oder operativ eingesetzte Metallteile stören manchmal die Biomechanik und führen so zu Mikrotraumata und Knorpelabbau.

Häufig finden sich auch Zusammenhänge mit der Nervenversorgung der Hand, insbesondere dem Medianus- (Mittelarm-), dem Ulnaris- (Ellen-) und dem Radialisnerv (Speichennerv). Diese können durch Engstellen gereizt werden. Was dann häufig als Karpaltunnelsyndrom diagnostiziert wird, hat in vielen Fällen seinen Ursprung bereits in der Halswirbelsäule oder in muskulären und faszialen Strukturen, durch die unsere Nerven auf dme Weg bis in die Hand verlaufen. Bei einer Rhizarthrose etwa zeigt sich häufig eine Kombination aus muskulärer Fehlspannung, Nervenirritation und biomechanischer Fehlfunktion.

Aus der Praxis: Heike, 59 Jahre

Heike arbeitet seit über drei Jahrzehnten als Rechtsanwältin. Sie ist eine Frau, die mit beiden Beinen im Leben steht, viel schreibt, viel telefoniert und nahezu den gesamten Tag am Schreibtisch verbringt. Seit einigen Monaten machte ihr das rechte Handgelenk zunehmend Probleme. Anfangs war es nur ein leichtes Ziehen beim Tippen. Doch inzwischen spürte sie einen stechenden Schmerz beim Tragen ihrer Tasche oder beim Öffnen von Gläsern. Ihre Orthopädin hatte ihr mitgeteilt, dass sie eine beginnende Arthrose im rechten Handgelenk habe. Das sei eine typische Alterserscheinung.

»Ich hatte das Gefühl, dass mein Handgelenk einfach nicht mehr zu mir passt – als wäre es nicht mehr Teil meines Körpers«, beschrieb sie mir den Beginn ihrer Beschwerden.

Als sie zu mir in die Praxis kam, fiel mir direkt ihre Haltung auf. Die rechte Schulter war leicht nach vorn gezogen, der Brustkorb etwas eingesunken, der Kopf stand nach vorn. Diese Haltung war kein Zufall. Sie ist häufig das Ergebnis jahrelanger Schreibtischarbeit, geprägt von einseitiger Belastung, Stress und fehlendem Bewegungsausgleich. Auch die Muskulatur des rechten Unterarms war deutlich verspannt, insbesondere die Beugemuskeln sowie die Muskeln, die den Unterarm drehen. Faszien, Muskeln und Gelenke hatten sich unmerklich an den Alltag angepasst – allerdings auf eine Weise, die dem Handgelenk nicht guttat.

Durch die chronisch nach vorn gezogene Schulter hatte sich die Brustmuskulatur verkürzt und die vordere Muskelkette verhärtet. Über diese Faszienzüge wurde die Spannung in den Unterarm und bis ins Handgelenk weitergeleitet. Dort kam es zu einer veränderten Biomechanik, denn nun wurden bestimmte Bereiche des Gelenks stärker belastet als andere. Über die Jahre entstanden so kleinste Mikroschäden im Knorpel, die irgendwann zu einer spürbaren Arthrose führten.

»Ich war erstaunt, wie viele Zusammenhänge es gibt – dass mein Handgelenk im Grunde nur das schwächste Glied in der Kette war«, erinnerte sich Heike nach der ersten ausführlichen osteopathischen Untersuchung.

Da Heike in der Vergangenheit nie eine akute Verletzung oder spürbare Überlastung im Handgelenk gehabt hatte, war sie natürlich sehr überrascht, als plötzlich Schmerzen auftraten. Meist bedarf es aber nicht eines traumatischen Ereignisses. Vielmehr war es die Summe kleiner funktioneller Störungen gewesen – täglich wiederholt und nie bemerkt –, die letztlich zu Gelenksbeschwerden geführt hatte.

Die osteopathische Selbstbehandlung

Anleitungsvideos per QR-Code oder unter: www.bit.ly/4nmFsuZ

1. Faszialе Handgelenksmobilisation (Myofascial Unwinding)

Ziel: Spannungen im Fasziennetz rund um das Handgelenk lösen

So geht's:

- Legen Sie Ihren Unterarm auf einen Tisch, die Handfläche zeigt nach oben.
- Greifen Sie mit der anderen Hand locker Ihr Handgelenk und üben Sie ganz sanft (!) Zug in eine Richtung aus (z. B. leicht zur Seite oder in die Länge).
- Halten Sie die Position, in der Sie den größten Zug spüren – ohne Druck, nur mit Geduld.
- Warten Sie 60–90 Sekunden, bis ein Nachgeben im Gewebe spürbar wird (typisch: Wärmegefühl, Pulsieren oder Erleichterung).

Dauer: 1–2 Minuten pro Seite

Frequenz: 2 Mal täglich

2. Flüssigkeitspumpe (lymphaktivierende Bewegung)

Ziel: Entstauung und Förderung des Gelenkstoffwechsels

So geht's:

- Lassen Sie die Hand locker nach unten hängen.
- Führen Sie kleine, rhythmische Pumpbewegungen mit der Faust aus (schließen, öffnen, schließen …).
- Schütteln Sie die Hand anschließend leicht aus, oder lassen Sie das Gelenk locker kreisen.

Dauer: 1–2 Minuten pro Hand

Frequenz: 2 Mal täglich

3. Mobilisation der Handwurzelknochen (sanfte Oszillation)

Ziel: Verbesserung der Beweglichkeit zwischen Speiche/Elle und den Karpalknochen

So geht's:

- Setzen Sie sich bequem hin, und halten Sie das betroffene Handgelenk mit der anderen Hand.
- Umfassen Sie mit Daumen und Zeigefinger den Bereich knapp unterhalb der Handfläche (Übergang zur Handwurzel).
- Führen Sie ganz kleine Wackelbewegungen (ca. 2–3 mm) in verschiedene Richtungen aus.
- Achten Sie darauf, dass es nicht schmerzhaft ist – weniger ist mehr.

Dauer: 1 Minute

Frequenz: 2 Mal täglich

4. Sehnengleiten aktiv unterstützen

Ziel: Erhalt der Gleitfähigkeit der Beugesehnen

So geht's:

- Strecken Sie den Arm nach vorn und die Finger langsam nach oben aus (wie ein »Stopp«-Zeichen).
- Beugen Sie die Finger langsam, zuerst das Endglied, dann das Mittelglied, zuletzt das Grundgelenk – wie bei einer Schlange, die sich zusammenrollt.
- Strecken Sie die Finger anschließend wieder bewusst aus.
- Führen Sie die Bewegung langsam und kontrolliert aus, nicht ruckartig.

Dauer: 10 Mal pro Hand

Frequenz: 2 Mal täglich

5. Selbstbehandlung der Unterarmfaszien

Ziel: Linderung von Handgelenksbeschwerden, die ihren Ursprung im Unterarm haben

So geht's:

- Legen Sie Ihren Arm auf einen Tisch mit der Handfläche nach oben.
- Greifen Sie mit den Fingern der anderen Hand den Unterarm im Bereich von Speiche und Elle.
- Spüren Sie vorsichtig, ob Sie in Richtung Hand oder Ellbogen einen Zug in Muskulatur oder Faszien wahrnehmen.
- Halten Sie die Stelle, an der Sie einen Widerstand spüren.

Dauer: 60–90 Sekunden

Frequenz: 1 Mal täglich

DAS KIEFERGELENK

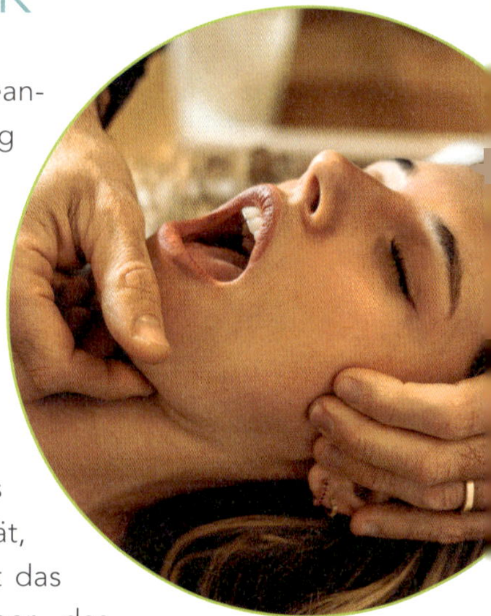

Das Kiefergelenk ist eines der meistbeanspruchten Gelenke unseres Körpers. Tag für Tag führt es über 2000 Bewegungen aus, oft ganz unbemerkt. Beim Sprechen, Kauen, Gähnen, Schlucken – ja, sogar beim konzentrierten Denken ist es in Aktion. Viele Menschen pressen dabei nämlich, ohne es zu merken, die Zähne zusammen.

Was das Kiefergelenk besonders macht, ist nicht nur seine hohe Aktivität, sondern auch seine Vielseitigkeit. Es ist das einzige Gelenk im menschlichen Körper, das mehrere Bewegungsrichtungen gleichzeitig ausführen kann. Es hebt und senkt den Unterkiefer, verschiebt ihn vor und zurück und gleitet seitlich. Diese komplexe Bewegungsfreiheit ist notwendig, damit wir sprechen, Nahrung zerkleinern und mimisch Emotionen ausdrücken können.

Doch genau diese ständige Nutzung macht es anfällig. Wird es dauerhaft fehlbelastet, zum Beispiel durch nächtliches Zähneknirschen, ungünstige Zahnstellungen oder emotionalen Stress, kann sich eine Craniomandibuläre Dysfunktion (CMD) oder auch eine Kiefergelenksarthrose entwickeln – mit teils weitreichenden Folgen für den gesamten Körper.

Anatomie des Kiefergelenks

Das Kiefergelenk – medizinisch Temporomandibulargelenk – verbindet den Unterkiefer (Mandibula) mit dem Schläfenbein (Os temporale) des Schädels. Im Gegensatz zu vielen anderen Gelenken ist es paarig angelegt. Es gibt also ein linkes und ein rechtes Kiefergelenk, die sich immer gleichzeitig bewegen. Wir haben zwar auch ein linkes und ein rechtes Kniegelenk. Diese sind aber nicht miteinander verbunden, weshalb sie auch nicht permanent zusammenarbeiten müssen. Es sei denn, man bindet Ihnen die Schnürsenkel zusammen.

Zwischen dem Gelenkkopf und der Gelenkpfanne befindet sich eine Knorpelscheibe, die wie ein Stoßdämpfer wirkt. Sie ermöglicht es dem Gelenk, mehrere Bewegungsarten gleichzeitig auszuführen:

- **Öffnen und Schließen** (zum Sprechen und Kauen)
- **Vorschieben und Zurückziehen** (z. B. bei der Aussprache von Konsonanten)
- **Seitwärtsschieben** (beim Kauen harter Nahrung)

Kiefergelenksarthrose und CMD

Kommt es im Kiefergelenk zu einer Abnutzung, spricht man von Kiefergelenksarthrose. Sie entsteht oft schleichend, etwa durch chronisches Zähneknirschen oder durch Zahnfehlstellungen. Auch Menschen mit schlecht angepasstem Zahnersatz können betroffen sein.

Der Begriff CMD bezeichnet eine funktionelle Störung im Zusammenspiel zwischen Kiefergelenk, Kaumuskulatur und Schädel. Häufig steckt keine Abnutzung dahinter, sondern eine Fehlregulation – etwa durch chronische Anspannung, Stress oder Haltungsschäden. Besteht das Problem aber dauerhaft, kann es auch zu einer Arthrose kommen. Die Beschwerden sind vielfältig:

- Knacken oder Reiben im Kiefer
- Schmerzen beim Kauen oder Gähnen
- eingeschränkte Mundöffnung
- ausstrahlende Beschwerden in Kopf, Nacken oder Schultern
- Schwindel, Tinnitus oder Sehstörungen (häufig bei CMD)

Kiefergelenksarthrose aus osteopathischer Sicht

In der osteopathischen Betrachtung ist das Kiefergelenk weit mehr als ein funktionales Verbindungsglied zwischen Unterkiefer und Schädelbasis. Es gilt als Schlüsselregion, deren Spannungszustand Rückschlüsse auf das gesamte körperliche und emotionale Gleichgewicht zulässt.

Anatomisch ist das Kiefergelenk eng mit der Halswirbelsäule verbunden – insbesondere mit dem ersten und zweiten Halswirbel, dem Atlas und dem Axis. Schon kleinste Spannungen oder Verschiebungen im Bereich dieser oberen Wirbelsegmente können sich auf die Kiefermechanik auswirken. Umgekehrt kann eine Dysfunktion im Kiefergelenk Muskelzüge entlang der gesamten Wirbelsäule beeinflussen.

Über die Faszien und feine Bindegewebsstrukturen steht das Kiefergelenk in direkter Beziehung zu den Schädelknochen und den Hirnhäuten. Diese Verbindung ist nicht nur anatomisch, sondern auch funktionell von Bedeutung. Spannungen im Kieferbereich können dadurch auch neurologische Symptome hervorrufen, etwa Kopfschmerzen, Tinnitus oder Konzentrationsprobleme.

Über die tief liegenden Faszien hat das Kiefergelenk sogar einen Einfluss auf weiter entfernte Körperregionen. Diese Verbindungslinien durchziehen den Körper vom Schädel bis zum Becken. Daher kann eine Kieferblockade nicht nur Verspannungen im Nacken, sondern auch Verdauungsbeschwerden, Atemprobleme oder einen Beckenschiefstand begünstigen.

Sie werden sich jetzt sicherlich fragen: »Wenn das Kiefergelenk Einfluss auf den Rest des Körpers nehmen kann, dann kann der Rest des Körper doch bestimmt auch Einfluss auf das Kiefergelenk nehmen, oder?« Ich sehe schon, dass Ihr osteopathischer Sherlock Holmes erwacht ist, und Sie haben natürlich recht. Welche Zusammenhänge es geben kann, möchte ich Ihnen anhand des nächsten Praxisbeispiels demonstrieren.

Aus der Praxis: Axel, 61 Jahre

Axel wurde von einer befreundeten Zahnärztin zu mir überwiesen, da er seit über einem Jahr Schmerzen im Kiefergelenk hatte. Beim Kauen knackte es vernehmlich, und das Öffnen des Mundes wurde zunehmend mühsam.

Auf der Überweisung las ich: Craniomandibuläre Dysfunktion mit beginnender Arthrose im rechten Kiefergelenk.

Für die Nacht war bereits eine Beißschiene angefertigt worden. Das ist gut, weil so der empfindliche Zahnschmelz von nächtlichen Knirschattacken verschont bleibt. Hinsichtlich der Schmerzen gab es bisher aber keine Veränderung.

Bei der Inspektion seiner Körperhaltung fiel mir auf, dass sein Becken in sich verdreht wirkte. Weitere Tests im Stehen und im Liegen untermauerten meinen Verdacht: Axels Becken stand schief, die rechte Beckenschaufel war nach vorn gekippt. Das führte zu einer funktionellen Beinlängendifferenz, die sich auf die Lendenwirbelsäule und das Kreuzbein übertrug. Dazu kam eine spürbare Spannung im rechten Hüftbeuger, dem Iliopsoas, der durch dauerhaftes Sitzen bei der Büroarbeit zusätzlich in seiner Beweglichkeit eingeschränkt war.

Solch eine Fehlstatik im Becken bleibt nicht folgenlos. Sie zwingt die Wirbelsäule zu einer Ausgleichsbewegung, insbesondere im Bereich der Lenden und des Übergangs zum Brustkorb. Dort kompensiert die Muskulatur – unter anderem der Quadratus lumborum – die Schiefstellung durch erhöhte Spannung. Der Körper versucht aber weiterhin, das Gleichgewicht zu halten. Deshalb dreht sich die Halswirbelsäule leicht nach rechts, der Kopf passt sich an. Die Muskulatur im Nacken, vor allem der Sternocleidomastoideus, verspannt sich. Auch der Kiefer steht nun nicht mehr im Lot – und genau dort entsteht die nächste Überlastung. Die Kaumuskulatur, besonders der innere Flügelmuskel (Pterygoideus medialis), muss jetzt mehr leisten, um den Biss auszugleichen. Das rechte Kiefergelenk wird in seiner Bewegung eingeschränkt und dauerhaft fehlbelastet.

Über Monate und Jahre hinweg führte diese asymmetrische Belastung bei Axel zu einem schleichenden Verschleiß. Der Knorpel im rechten Kiefergelenk nutzte sich ab. Dazu kamen stressbedingte Faktoren – er beschrieb sich selbst als perfektionistisch und beruflich hoch belastet. Sein nächtliches Zähneknirschen belastete das Gelenk zusätzlich. Eine klassische Kombination aus muskulärer Verspannung, emotionaler Anspannung und strukturellen Dysbalancen.

Die osteopathische Selbstbehandlung

Anleitungsvideos per QR-Code oder unter: www.bit.ly/47nzhFo

1. Goldfischübung

Ziel: Verbesserung der Kiefergelenkbeweglichkeit bei gleichzeitigem Erhalt der Gelenkführung

So geht's:

- Legen Sie je einen Finger links und rechts auf das Kiefergelenk (vor dem Ohrläppchen) und die Daumen unter das Kinn.
- Öffnen Sie den Mund langsam zur Hälfte, und schließen Sie ihn wieder – ohne Bewegung zur Seite.
- Achten Sie darauf, dass der Unterkiefer gerade bleibt.

Dauer: 15 Wiederholungen

Frequenz: 1–2 Mal am Tag

2. Seitliches Schieben zur Mobilisation

Ziel: Mobilisation bei Gelenksteifheit

So geht's:

- Öffnen Sie den Mund ein wenig.
- Schieben Sie den Unterkiefer langsam erst nach rechts, dann nach links.
- Halten Sie die Position auf jeder Seite ca. 5 Sekunden.

Dauer: 5–10 Mal pro Seite

Frequenz: 1–2 Mal am Tag

3. Zwerchfellatmung zur Stressreduktion

Ziel: Entlastung des gesamten craniomandibulären Systems durch Stressabbau

So geht's:

- Legen Sie eine Hand auf den Bauch und die andere Hand auf die Brust.
- Atmen Sie nun durch die Nase tief in den Bauch ein (die untere Hand hebt sich).
- Atmen Sie langsam durch den Mund aus.

Dauer: 5–10 Atemzüge

Frequenz: Diese Übung können Sie nach Bedarf mehrmals am Tag wiederholen.

DIE WIRBELSÄULE

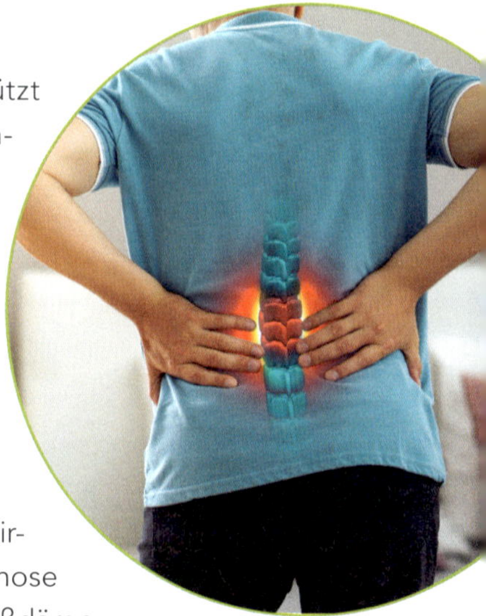

Unsere Wirbelsäule hält uns aufrecht, schützt das Rückenmark und ermöglicht gleichzeitig erstaunlich viele Bewegungen. All das ist nur möglich, weil zwischen den Wirbeln kleine Gelenke sitzen, die genau dafür gemacht sind. Diese Wirbelgelenke arbeiten wie Scharniere. Sie verbinden die Wirbel miteinander und sorgen für Stabilität und Flexibilität zugleich.

Die natürlichen Krümmungen der Wirbelsäule – also die Halslordose, Brustkyphose und Lendenlordose – wirken wie ein Stoßdämpfer. Sie federn Erschütterungen beim Gehen, Laufen oder Springen ab und schützen so Gelenke, Bandscheiben und sogar das Gehirn.

Doch mit dieser ausgeklügelten Struktur kommen wir nicht auf die Welt. Bei Neugeborenen ist die Wirbelsäule noch relativ gerade und weich. Sie hat keine festen Krümmungen wie beim Erwachsenen, sondern ist elastisch mit einer leichten Rundung im unteren Rücken und einer deutlichen Wölbung im Bereich des Kreuzbeins. Das ist ganz normal und auch sinnvoll, schließlich musste der Körper neun Monate lang zusammengerollt im Mutterleib Platz finden.

Mit den ersten eigenen Bewegungen des Babys – vor allem, wenn es beginnt, den Kopf anzuheben – verändern sich die Kräfte, die auf die Wirbelsäule einwirken. Die Nackenmuskulatur wird aktiv und zieht die Halswirbelsäule in die Halslordose.

Etwas später, wenn das Kind sitzen und krabbeln lernt, wird der Rücken insgesamt kräftiger. Besonders die Muskeln, die entlang der Wirbelsäule verlaufen, sorgen dann dafür, dass sich im unteren Rücken eine weitere Krümmung nach vorn bildet – die Lendenlordose.

Mit dem Aufstehen und Laufen verändert sich die Stellung des Beckens. Es kippt ein wenig nach vorn. Durch diese Umstellung entsteht ein deutlich ausgeprägter Übergang zwischen Lendenwirbelsäule und Kreuzbein. Damit ist die typische Doppel-S-Form der Wirbelsäule vollständig ausgebildet.

Anatomie der Wirbelsäule

Die Wirbelsäule besteht aus 24 einzelnen Wirbeln, die sich in drei Abschnitte gliedern:

- **7 Halswirbel** (Nackenbereich)
- **12 Brustwirbel** (Rückenmitte mit Verbindung zu den Rippen)
- **5 Lendenwirbel** (unterer Rücken)

Darunter folgen das Kreuzbein und das Steißbein, die aus miteinander verschmolzenen Wirbeln bestehen.

Zwischen den Wirbeln sitzen die Bandscheiben – elastische Puffer, die Bewegungen abfedern. Die Stabilität und Beweglichkeit der Wirbelsäule entsteht aber vor allem durch die kleinen Facettengelenke, die paarweise rechts und links an der Rückseite jedes Wirbels sitzen.

DIE HALSWIRBELSÄULE

Im Bereich des Nackens ist die Wirbelsäule besonders flexibel. Wir können den Kopf drehen, neigen und nicken. Zwischen den Halswirbeln befinden sich zwei wichtige Gelenksysteme:

- Die kleinen Wirbelgelenke (Facettengelenke) sitzen rechts und links an jedem Wirbel. Sie leiten Bewegungen und helfen, das Gewicht gleichmäßig zu verteilen.

- Zusätzlich gibt es in der Halswirbelsäule besondere kleine Verbindungen zwischen den Wirbelkörpern, die Unkovertebralgelenke. Sie stabilisieren den Nacken seitlich und schützen wichtige Gefäße und Nerven, die durch diese Region verlaufen.

Durch diese Kombination ist unser Nacken sehr beweglich, aber auch anfälliger für Verspannungen, Blockaden und Verschleiß.

DIE BRUSTWIRBELSÄULE

Im mittleren Rücken, wo die Rippen sitzen, ist die Wirbelsäule deutlich weniger beweglich. Die kleinen Gelenke zwischen den Brustwirbeln sorgen hier vor allem für Stabilität. Sie halten den Oberkörper aufrecht und tragen einen Großteil unseres Körpergewichts.

Auch wenn die Beweglichkeit hier eingeschränkt ist, sind die Gelenke enorm wichtig. Bei jeder Atembewegung, beim Drehen des Oberkörpers oder bei alltäglichen Haltungen wie Sitzen oder Stehen müssen sie mitarbeiten. Werden sie überlastet, zum Beispiel weil wir zu viel sitzen, können Rückenschmerzen im mittleren Rücken die Folge sein.

DIE LENDENWIRBELSÄULE

Im unteren Rücken sitzt der am stärksten belastete Abschnitt der Wirbelsäule. Die Lendenwirbel tragen das Gewicht von Rumpf, Armen und Kopf und sind zugleich an Bewegungen wie Bücken, Heben und Drehen beteiligt.

Auch hier verbinden Facettengelenke die einzelnen Wirbel miteinander. Sie sind deutlich größer gebaut als im Nacken oder Brustbereich, weil sie mehr Gewicht abfangen müssen.

Arthrose in der Wirbelsäule

Mit zunehmendem Alter verändert sich unser Körper – das gilt auch für die Wirbelsäule. Durch Abnutzungsprozesse verlieren die Bandscheiben an Höhe und Elastizität, die kleinen Wirbelgelenke werden unbeweglicher, und das Bindegewebe wird steifer. Dadurch wird die Wirbelsäule insgesamt weniger beweglich. Das gilt besonders im Bereich von Brust- und Lendenwirbelsäule.

Eine Ausnahme scheint jedoch der Übergang vom Schädel zur Halswirbelsäule, die sogenannte kraniovertebrale Übergangsregion, zu sein. Dieser Bereich bleibt im Alter nicht nur beweglich – er wird in bestimmten Richtungen sogar beweglicher. Besonders betrifft das das Vor- und Zurückneigen des Kopfes (Flexion und Extension).

Es wird vermutet, dass sich die Brustwirbelsäule immer mehr nach vorn krümmt (das nennt man Kyphose). In der Folge muss der Kopf kompensatorisch weiter nach hinten bewegt werden, um das Blickfeld zu erhalten. Die oberen Halsgelenke gleichen das aus, werden dadurch häufiger bewegt und vielleicht sogar etwas überbeweglich.

Diese wachsende Flexibilität kann im Alter zwar dabei helfen, das Gleichgewicht zu halten und den Blick nach vorn zu richten – sie kann aber auch zu Verspannungen, Instabilität oder Schmerzen im Nackenbereich führen, wenn das muskuläre Gleichgewicht nicht mehr stimmt.

Wie jedes andere Gelenk kann auch ein Wirbelgelenk im Laufe des Lebens von Arthrose betroffen sein. Man spricht dann von einer Facettengelenksarthrose. Besonders häufig tritt sie im Bereich der Lendenwirbelsäule und der Halswirbelsäule auf.

Typische Beschwerden:

- dumpfe oder stechende Schmerzen im unteren Rücken
- Bewegungseinschränkungen, vor allem morgens oder nach Belastung
- Verspannungen in der Rückenmuskulatur
- Schmerzen beim Bücken, Drehen oder längeren Sitzen

Im fortgeschrittenen Stadium kann es auch zu Reizungen der umliegenden Nerven kommen, was zu ausstrahlenden Schmerzen oder Missempfindungen in Gesäß, Bein oder Arm führt. Das ist davon abhängig, in welchem Abschnitt die Arthrose sitzt.

Wirbelsäulenarthrose aus osteopathischer Sicht

Über die Wirbelsäule könnte man ganze Bücher schreiben. Und diese Bücher gibt es natürlich auch schon zur Genüge. Einige Aspekte, die aus orthopädischer und osteopathischer Sicht spannend sind, möchte ich Ihnen aber gern nahebringen.

Die Wirbelsäule ist nicht nur für unsere Haltung zuständig. Sie hat einen unmittelbaren Einfluss auf unseren gesamten Körper. Daher müssen Rückenschmerzen ihren Ursprung auch nicht zwingend im Rücken selbst haben. Eine eingeschränkte Atmung, eine alte Narbe am Bauch oder ein blockierter Fuß können Spannungen erzeugen, die sich bis in die Wirbelsäule fortpflanzen. Umgekehrt kann eine Blockade in der Lendenwirbelsäule zu Verdauungsproblemen führen, eine Nackenverspannung Kopfschmerzen auslösen.

Eine Arthrose in den Facettengelenken macht sich manchmal durch Verspannungen neben der Wirbelsäule bemerkbar. Um diese Gelenke liegt eine schützende Kapselhülle, und die tief liegenden

Rückenmuskeln, die von Wirbel zu Wirbel verlaufen, haben Fasern, die direkt mit dieser Kapsel verbunden sind. Das hat zwei Vorteile: Zum einen können die Muskeln die Kapsel bei Bewegungen leicht mitziehen und so vor dem Einklemmen schützen, zum anderen reagieren sie auf Reizsignale aus dem Gelenk mit reflexartiger Anspannung. Das ist eine Art Schutzmodus, um die betroffene Stelle zu stabilisieren. Das Ergebnis spürt man häufig als hartnäckige Verspannung oder das Gefühl, ein Brett liege neben der Wirbelsäule.

Nun ist es aber so, dass die Facettengelenke und die tiefen Rückenmuskeln vom gleichen Nerv versorgt werden. Kommt es im Gelenk zu einer Reizung oder womöglich einer Arthrose, wird automatisch auch der Nerv aktiviert, und der Muskel verspannt sich.

Unsere Wirbelsäule besteht nicht nur aus Knochen und Bandscheiben. Durch sie verlaufen auch Nerven, Blutgefäße und Lymphbahnen. Besonders wichtig hierfür sind die Zwischenwirbellöcher, denn durch sie können die Spinalnerven austreten – also die Nerven, die sich vom Rückenmark aus in den Körper verzweigen. Diese Öffnungen ändern ihre Form bei jeder Bewegung der Wirbelsäule. Gleichzeitig verformen sich dabei die feinen Venen, die direkt neben den Nerven verlaufen und Blut aus dem Gewebe ableiten. Wenn wir uns zum Beispiel nach hinten beugen (in die sogenannte Extension), werden die Venen zusammengedrückt, und das Blut wird hinausgepresst – wie bei einem Schwamm. Wenn wir uns hingegen nach vorn beugen (Flexion), entsteht ein Unterdruck, der das Blut wieder ansaugt. Diese Bewegung wirkt wie eine natürliche Pumpe, die den Blutfluss unterstützt – insbesondere den Abfluss von entzündlichen Stoffen.

Doch was passiert, wenn ein Wirbel nicht mehr richtig beweglich ist – zum Beispiel durch eine Blockade, Fehlhaltung oder Abnutzung? Dann funktioniert auch diese Transportbewegung nicht mehr richtig. Das Blut staut sich, und Entzündungen bleiben länger im Gewebe. Dadurch werden nicht nur Heilungsprozesse hinausgezögert, auf Dauer beschädigen die Entzündungen die Facettengelenke, und es kommt zur Arthrose.

Aus der Praxis: Marion, 63 Jahre

Marion hatte bereits seit mehreren Jahren zunehmende stechend-ziehende Rückenschmerzen im Bereich der Lendenwirbelsäule. Die Beschwerden verschlechterten sich, wenn sie sich nach hinten neigte, beim Umdrehen im Bett nach rechts und nach längeren Autofahrten. Spazierengehen in leicht nach vorn geneigter Haltung empfand sie als erleichternd. Taubheitsgefühle, Kraftverlust und eine Ausstrahlung der Schmerzen unterhalb des Knies konnte sie verneinen. Ich fragte, ob sie in der Vergangenheit Operationen gehabt hatte, worauf sie mir mitteilte, dass ihr 18 Jahre zuvor der Blinddarm entfernt worden war. Hiervon zeugte noch eine alte Narbe, die sich rechts neben dem Bauchnabel befand. Seit der Operation ziehe es in bestimmten Positionen im rechten Unterbauch, dem habe sie jedoch nie Bedeutung beigemessen, berichtete sie.

Als ich mir Marion im Stehen ansah, fiel mir eine sanfte Seitneigung des Rumpfes nach rechts auf. Beim Atmen hob sich hauptsächlich der obere Brustkorb, die Bauchdecke nur wenig. Als ich sie weiter untersuchte, bemerkte ich, wie schlecht sich die OP-Narbe gegen die Bauchwand verschieben ließ. In Rückenlage konnte ich sie nur unter deutlichem Spannungsgefühl mobilisieren, wobei Marion ein vertrautes »Ziehen in die rechte Leiste« beschrieb. In Bauchlage war rechts neben der Wirbelsäule, auf Höhe des zweiten und dritten Lendenwirbels, ein klar abgegrenzter muskulärer Hartspann zu spüren, der auf Druck dumpf-stechend reagierte.

Stück für Stück stellte sich heraus, dass die alte Blinddarmnarbe zu Verklebungen in der vorderen Bauchwand und zu einem veränderten Spannungsfeld der Faszien geführt hatte.

Über die Jahre hatte dieser dauerhafte leichte Zug nach rechts vorn zu einer eingeschränkten Beweglichkeit einzelner Wirbelsegmente geführt – in diesem Fall des zweiten und dritten Lendenwirbels. An den Facetten dieser Wirbel bewirkte die Dysfunktion eine wiederkehrende Kapselreizung. Weil die Gelenkkapsel und die tief liegenden intersegmentalen Rückenmuskeln von denselben Nervenästen versorgt werden, antwortete die Muskulatur reflexhaft mit einer Schutzspannung. Der Muskel, der rechts an den Wirbeln hängt, versteifte sich. Diese Reaktion ist kurzfristig sinnvoll, führt aber langfristig zu noch weniger Gleitfähigkeit im Gelenk.

Ein Segment der Neige-Beuge-Pumpe fällt aus, die in einer gesunden Wirbelsäule für den venösen Abfluss sorgt. Daher stauen sich Flüssigkeit und Botenstoffe länger im Gewebe. So wird eine ursprünglich mechanische Reizung biochemisch verlängert – ein Prozess, der die Knorpel- und Kapselstrukturen schrittweise schädigen kann und schließlich als Facettengelenksarthrose sichtbar wird.

Die osteopathische Selbstbehandlung

Anleitungsvideos per QR-Code oder unter: www.bit.ly/4owaANI

1. Fasziale Entspannung der Rückenmuskulatur (Myofascial Release)

Ziel: Spannungen entlang der Wirbelsäule lösen

So geht's:

- Legen Sie sich auf den Rücken, und winkeln Sie die Beine an.
- Legen Sie zwei Tennisbälle oder eine Doppelrolle (»Duoball«) rechts und links der Wirbel unter die Brustwirbelsäule.
- Atmen Sie ruhig ein und aus, und lassen Sie dabei Ihr Gewicht in die Bälle sinken.
- Rollen Sie nun langsam (z. B. mit kleinen Beckenkippungen) 2–3 cm auf und ab.
- **Wichtig:** Legen Sie keinen Ball unter die Wirbelsäule selbst!

Dauer: 2–5 Minuten

Frequenz: 1 Mal am Tag

2. Zwerchfell-Aktivierung bei Rückenschmerz

Ziel: Spannungsausgleich im Körperzentrum, Förderung des venös-lymphatischen Rückflusses

So geht's:

- Legen Sie sich entspannt auf den Rücken.
- Legen Sie eine Hand auf den Brustkorb, die andere auf den Bauch.
- Atmen Sie tief in den Bauch, sodass die untere Hand sich hebt.
- Atmen Sie länger aus als ein, und entspannen Sie sich bewusst (6–8 Sekunden).

Dauer: 8–10 Atemzüge

Frequenz: 2–3 Mal täglich

3. »Katze-Kuh«

Ziel: Mobilisation der Wirbelsäule – segmental und faszial

So geht's:

- Gehen Sie in den Vierfüßlerstand.
- Heben Sie beim Einatmen das Brustbein an, und kippen Sie das Becken nach vorn (»Kuh«).
- Ziehen Sie beim Ausatmen das Kinn zur Brust, und machen Sie die Wirbelsäule rund (»Katze«).
- Spüren Sie jede Wirbelbewegung bewusst.

Dauer: 10 Wiederholungen

Frequenz: 2–3 Mal am Tag, am besten morgens

4. Mikrobewegungen im Liegen (Somatische Regulation)

Ziel: Verbesserung der Eigenwahrnehmung, Lockerung tiefer Haltemuskeln

So geht's:

- Legen Sie sich auf den Rücken, und winkeln Sie die Beine an.
- Versuchen Sie, Ihr Kreuzbein ganz leicht nach links und rechts zu rollen – aber nur 1–2 mm.
- Wiederholen Sie das mit dem Brustbein, dem unteren Rippenbogen und dem Schulterblatt.

Diese Übung ist subtil, aber sehr wirksam für das »Feintuning« des Nervensystems.

Dauer: 1–2 Minuten

Frequenz: 1–2 Mal am Tag

5. Brustwirbelsäule mobilisieren mit Tuchrolle

Ziel: sanfte Mobilisation und Aufrichtung

So geht's:

- Legen Sie sich auf den Rücken, und legen Sie ein gerolltes Handtuch quer unter die Brustwirbelsäule.
- Atmen Sie tief ein, und spüren Sie die Öffnung im Brustkorb.
- Nehmen Sie dabei, wenn Sie möchten, die Arme über den Kopf.

Dauer: 1–2 Minuten

Frequenz: 1 Mal täglich

6. Beckenschaukel zur Entlastung der Lendenwirbelsäule

Ziel: Mobilität der Lendenwirbelsäule und Beckenkontrolle erhöhen

So geht's:

- Legen Sie sich auf den Rücken, und winkeln Sie die Beine an.
- Kippen Sie das Becken langsam vor, sodass Sie ein Hohlkreuz machen.
- Kippen Sie Ihr Becken zurück, sodass Ihr Rücken wieder flach ist.
- Führen Sie die Bewegung bewusst, ohne Schwung aus.
- Achten Sie darauf, wie sich die Spannung im unteren Rücken verändert.

Dauer: 10 Wiederholungen

Frequenz: 1 Mal täglich, am besten abends

Bonus: Osteopathisches Prinzip der Ganzheitlichkeit

Arthrose in der Wirbelsäule ist nicht nur ein lokales Problem – oft sind Beckenfehlstellungen, Zwerchfellverspannung, Fußprobleme oder Kieferasymmetrien mitbeteiligt. Daher lohnt es sich auch:

- regelmäßig barfuß zu gehen (Fuß propriozeptiv, also in seiner Eigenwahrnehmung aktivieren),
- die Kiefermuskulatur zu entspannen (z. B. durch Gähnübungen),
- Atemübungen durchzuführen und dabei auf freie Rippenbeweglichkeit zu achten.

DAS HÜFTGELENK

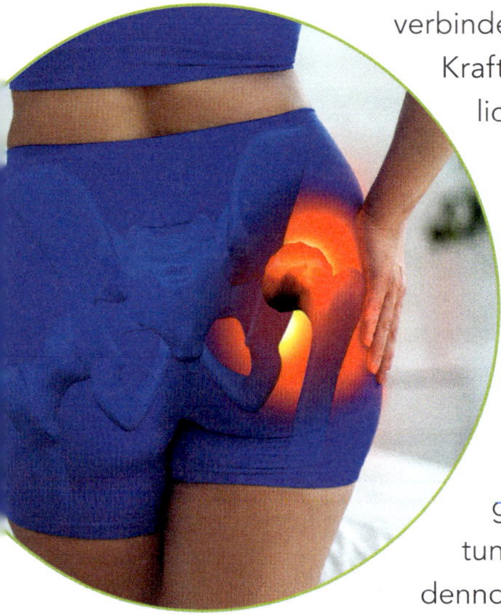

Das Hüftgelenk trägt uns zuverlässig durchs Leben. Es verbindet den Rumpf mit den Beinen, überträgt Kraft beim Gehen und Stehen und ermöglicht geschmeidige Bewegungen wie das Heben des Beins oder das Drehen der Hüfte. Dabei muss es täglich enorme Belastungen aushalten. Schon beim normalen Gehen wirken auf das Hüftgelenk Kräfte von etwa dem Zweieinhalbfachen des eigenen Körpergewichts. Das entspricht, wenn Sie zum Beispiel 80 Kilo wiegen, 200 Kilogramm. Beim Joggen kann die Belastung sogar auf das Fünffache steigen. Und dennoch spüren wir unser Hüftgelenk im besten Fall gar nicht – weil es so effizient arbeitet.

Anatomie des Hüftgelenks

Das Hüftgelenk ist ein Kugelgelenk. Der runde Kopf des Oberschenkelknochens sitzt tief in einer schalenförmigen Pfanne des Beckens. Diese stabile Bauweise sorgt dafür, dass wir unser Körpergewicht sicher tragen können.

Im Gegensatz zur Schulter, die auf maximale Beweglichkeit ausgelegt ist, steht beim Hüftgelenk die Stabilität im Vordergrund. Es ist von kräftigen Bändern, einer straffen Gelenkkapsel und mehreren starken Muskelschichten umgeben. Trotzdem erlaubt es eine erstaunliche Bewegungsfreiheit. Wir können das Bein beugen, strecken, zur Seite führen, kreisen und nach innen oder außen drehen.

Arthrose im Hüftgelenk

Wenn das Hüftgelenk verschleißt, spricht man von einer Coxarthrose. Dabei nutzt sich die Knorpelschicht zwischen Hüftkopf und Gelenkpfanne ab. Häufig beginnt es mit einem Ziehen in der Leiste oder Schmerzen beim Anziehen der Schuhe. Später treten Schmerzen auch in Ruhe oder nachts auf. Typisch sind:

- Anlaufschmerzen morgens oder nach langem Sitzen
- Steifheitsgefühl im Hüftbereich
- Einschränkungen beim Gehen, Treppensteigen oder Bücken
- Ausstrahlung der Schmerzen in Oberschenkel, Gesäß oder sogar Knie

Die Ursachen sind vielfältig: langjährige Über- oder Fehlbelastung, permanente Entzündungsprozesse, alte Verletzungen oder Operationen. Auch eine angeborene Fehlbildung der Hüftpfanne oder muskuläre Dysbalancen können die Entwicklung einer Arthrose begünstigen.

Hüftgelenksarthrose aus osteopathischer Sicht

Unsere Beine sind über das Becken mit dem Rumpf verbunden. Genauer gesagt: Der Oberschenkelknochen ist über das Hüftgelenk mit einem Teil des Beckens verbunden, dem Darmbein. Dieses wiederum hängt direkt mit dem Kreuzbein zusammen, das am unteren Ende der Wirbelsäule sitzt. So ergibt sich eine Kette, die vom Bein über das Becken bis in den Rücken reicht.

Weil diese Bereiche so eng ineinandergreifen, müssen das Becken und die Hüftgelenke als funktionelle Einheit betrachtet werden. Wenn an einer Stelle etwas aus dem Gleichgewicht gerät – etwa durch Fehlhaltungen, Verspannungen oder Bewegungseinschränkungen –, kann das Auswirkungen auf die gesamte Kette haben.

Störungen im Bewegungsablauf verändern dann die Muskelspannung im ganzen Körper. Manchmal sind bestimmte Muskeln zu angespannt (Hypertonus), andere zu schlaff (Hypotonus). Auch das Bindegewebe, insbesondere die Faszien, reagiert. Wird dieses feinmaschige Netz, das Muskeln, Knochen und Organe umhüllt und sich durch den ganzen Körper zieht, an einer Stelle zu stark gespannt – sagen wir durch zu hohe Muskelspannung in einem Bein –, überträgt es diese Spannung auf das Becken und den unteren Rücken. Das kann dann wiederum zu Beschwerden in ganz anderen Körperbereichen führen – etwa in den Schultern, Armen oder sogar im Kieferbereich.

Interessanterweise greift dieser Zusammenhang auch andersherum: Probleme im Bereich des Kopfes oder der Wirbelsäule, zum Beispiel Verspannungen im Kiefergelenk, können sich negativ auf die Bewegungsabläufe im Becken auswirken. Auch hier sind Muskelverspannungen, eingeschränkte Beweglichkeit und langfristig Arthrose mögliche Folgen.

Dieses ständige Wechselspiel zwischen überaktiven und unteraktiven Muskelbereichen kann die gesamte Körperkoordination aus dem Gleichgewicht bringen. Manchmal sind die Veränderungen kaum spürbar, manchmal führen sie zu deutlichen Beschwerden.

Vor allem beim Gehen oder längeren Stehen fällt auf, wie gut oder schlecht die verschiedenen Körperbereiche zusammenarbeiten. Wenn das Becken instabil ist oder ein Bein nicht richtig mitarbeitet, muss der Rest des Körpers das kompensieren – das kostet Energie und kann auf Dauer zu Überlastungen oder Schmerzen führen.

Aus der Praxis: Harald, 54 Jahre

Harald arbeitet im Büro und verbringt viel Zeit im Sitzen. Eigentlich kam er wegen Hüftschmerzen in die Praxis, unter denen er schon seit Jahren litt. Anfangs hatte er sie nur beim längeren Gehen gespürt, inzwischen sogar nachts, wenn er sich im Bett umdrehte. Treppensteigen fiel ihm mittlerweile sehr schwer, und er vermied längere Spaziergänge.

Beim Orthopäden hatte er die Diagnose »Arthrose im rechten Hüftgelenk« bekommen. Eine Erklärung, warum gerade diese Hüfte betroffen war, war ihm allerdings nicht gegeben worden. »Verschleiß – das kommt eben mit dem Alter«, hatte es geheißen.

Im Gespräch wurde deutlich, dass Harald seit vielen Jahren mit seinem Magen zu tun hatte. Das zeigte sich bei ihm durch Druck im Oberbauch, Völlegefühl und morgendliches Sodbrennen. Er trank viel Kaffee und aß äußerst unregelmäßig. Zudem hatte er beruflich häufig Stress. Die Diagnose »chronische Gastritis« war ihm bekannt – behandelt worden war sie bisher nur mit Tabletten, nie jedoch an ihrer Ursache.

Für viele Patienten scheint der Magen auf den ersten Blick nichts mit dem Hüftgelenk zu tun zu haben – aber aus osteopathischer Sicht gibt es einen direkten Zusammenhang: Der Magen liegt unmittelbar unter dem Zwerchfell. Ist er dauerhaft gereizt oder entzündet, steigt die Spannung in diesem Bereich. Das Zwerchfell wiederum ist mit der Brust- und Lendenwirbelsäule verbunden. Von dort setzt der große Hüftbeuger (Psoasmuskel) an. Und dieser Muskel geht direkt in die Hüfte. Wenn er dauerhaft unter Stressspannung steht, zieht er die Hüfte leicht nach vorn und innen.

So war über Jahre eine einseitige Mehrbelastung im Gelenk entstanden – der Nährstoffaustausch im Knorpel verschlechterte sich, und eine Arthrose konnte sich entwickeln.

Die osteopathische Selbstbehandlung

Anleitungsvideos per QR-Code oder unter: www.bit.ly/3L2jZOO

1. Fasziale Beckenschaukel in Rückenlage

Ziel: Sanfte Mobilisation von Iliosakralgelenk (ISG) und Lendenwirbelsäule (LWS)

So geht's:

- Legen Sie sich auf den Rücken, und winkeln Sie die Beine an.
- Kippen Sie das Becken sanft nach vorn, sodass Sie ein Hohlkreuz machen.
- Kippen Sie das Becken zurück, sodass Ihr Rücken wieder flach ist.
- Führen Sie die Bewegung bewusst und langsam aus. Achten Sie auf die Spannung in Bauch und Rücken.
- Wenn Sie möchten, atmen Sie beim Vorkippen tief ein und beim Zurücksinken aus.

Dauer: 10–15 Wiederholungen

Frequenz: täglich morgens und abends

2. Mikrobewegung zur ISG-Entlastung im Sitzen

Ziel: Spannungsregulation über das Kreuzbein

So geht's:

- Setzen Sie sich aufrecht auf einen Stuhl.
  Die Füße stehen fest auf dem Boden.
- Versuchen Sie, Ihr Kreuzbein ganz leicht (!) nach rechts und links zu schwingen – maximal 1–2 mm.
- Spüren Sie, wie sich die Spannung in Becken, Rücken oder Hüfte verändert.

Diese Übung ist sehr subtil – Sie spüren eher, als sich zu bewegen.

Dauer: 2–3 Minuten

Frequenz: täglich morgens und abends

3. Hüftmobilisation in Rückenlage (aktive Traktion)

Ziel: Sanftes Entlasten des Hüftgelenks

So geht's:

- Legen Sie sich auf den Rücken. Ein Bein bleibt gestreckt, das andere winkeln Sie an.
- Umfassen Sie das angewinkelte Bein unterhalb des Knies mit beiden Händen.
- Ziehen Sie es ganz leicht in Richtung Brust, ohne den unteren Rücken zu bewegen.
- Spüren Sie den sanften, langen Zug im Hüftgelenk.
- Halten Sie die Position 20–30 Sekunden, und wechseln Sie die Seite.

Dauer: 2–3 Wiederholungen je Seite

Frequenz: 1–2 Mal am Tag

4. Beckenbalance mit Kissen (Muskel-Faszien-Ausgleich)

Ziel: Gleichgewicht zwischen rechter und linker Beckenhälfte sanft wiederherstellen

So geht's:

- Legen Sie sich flach auf den Rücken.
- Platzieren Sie ein kleines Kissen oder ein gefaltetes Handtuch unter einer Gesäßhälfte.
- Atmen Sie tief ein und aus, und spüren Sie, wie Ihr Becken reagiert.
- Verweilen Sie 2–3 Minuten in dieser Position, und wechseln Sie dann die Seite.
- Sie sollten das Gefühl haben, schief zu sein oder ein Bein sei länger.

Dauer: 2–3 Minuten

Frequenz: 1 Mal am Tag

5. Psoas-Dehnung ohne Belastung der LWS

Ziel: Spannungsregulation im Hüftbeuger (häufiger Verursacher von Beckenasymmetrien und Hüftschmerzen)

So geht's:

- Legen Sie sich im Bett auf den Rücken, möglichst nahe an die Kante.
- Lassen Sie ein Bein vom Bett herunterhängen, und winkeln Sie das andere auf der Matratze an.
- Spüren Sie die Dehnung an der Vorderseite des hängenden Beins.
- Wenn Sie möchten, federn Sie leicht oder atmen Sie in die Dehnung hinein.

Dauer: 30 Sekunden pro Seite

Frequenz: 1–2 Mal am Tag

6. »Schmelzgriff« auf dem Hüftkamm (Faszienentspannung)

Ziel: Entlastung des ISG und des Oberschenkelbindenspanners (TFL)

So geht's:

- Setzen Sie sich bequem hin, oder legen Sie sich auf den Rücken.
- Legen Sie die Finger beidseitig auf den vorderen Beckenkamm (oberhalb des seitlichen Hüftknochens).
- Üben Sie ganz leichten Druck nach hinten unten oder vorsichtig nach innen aus.
- Warten Sie, bis das Gewebe »schmilzt« – spürbar durch Nachgeben, Wärme oder ein Gefühl der Entspannung.

Dauer: 1–2 Minuten pro Seite

Freuquenz: 1 Mal am Tag

7. Fußsohlenaktivierung (fernsteuernde Wirkung auf Becken und Hüfte)

Ziel: Spannungsregulation über die »Beinlinie« von der Fußsohle bis zum Becken

So geht's:

- Stellen Sie sich mit einem Fuß barfuß auf eine Igelmatte oder auf einen Tennisball.
- Rollen Sie die Fußsohle langsam aus – von der Ferse über die Außenseite bis zu den Zehen.
- Achten Sie darauf, wie Ihr Bein und Ihr Becken auf diese Reize reagieren.

Dauer: 2 Minuten pro Seite

Frequenz: 1–2 Mal am Tag, am besten morgens oder nach langem Sitzen

DAS KNIEGELENK

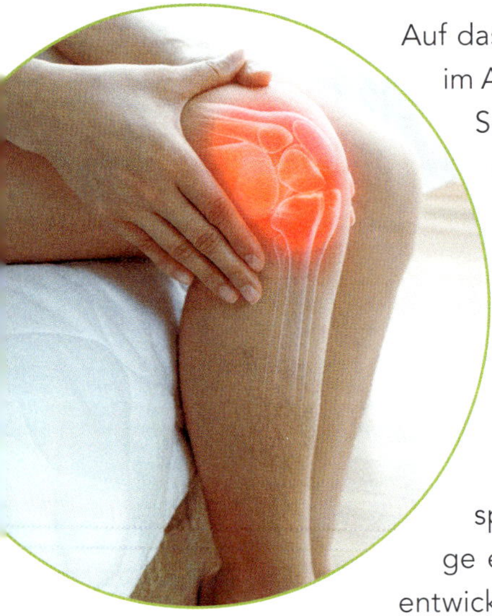

Auf das Kniegelenk wirken Kräfte, die wir uns im Alltag kaum bewusst machen. Mit jedem Schritt bewegen wir etwa das Sechsfache unseres Körpergewichts. Das sind bei einem Menschen mit 80 Kilo fast eine halbe Tonne. Und das nicht nur einmal am Tag, sondern immer wieder: beim Gehen, beim Aufstehen, beim Treppensteigen, beim Hocken, beim Sport.

Trotz dieser enormen Belastung spüren wir unser Knie meist nicht – solange es gesund ist. Das liegt an seiner hoch entwickelten Gelenkkonstruktion, die gleichzeitig belastbar und beweglich ist.

Anatomie des Kniegelenks

Das Knie ist das größte Gelenk unseres Körpers und verbindet den Oberschenkel mit dem Unterschenkel. Doch es ist keinesfalls mit einem starren Türscharnier vergleichbar. Neben dem Beugen und Strecken sind feine Drehbewegungen möglich, die beim Gehen, Laufen oder in der Hocke für sicheren Halt sorgen. Diese scheinbar kleinen Rotationen sind entscheidend für unsere Standfestigkeit – besonders auf unebenem Untergrund oder bei schnellen Bewegungswechseln.

Damit diese Bewegungen möglich sind, müssen viele Strukturen exakt ineinandergreifen. Die beiden Menisken, halbmondförmige Knorpelscheiben zwischen Oberschenkel und Unterschenkel, wirken wie Stoßdämpfer: Sie gleichen Druck aus, verbessern die Passform der Gelenkflächen und verteilen die Belastung gleichmäßig.

Die Kreuzbänder im Inneren des Knies sorgen zusammen mit den Seitenbändern an der Außenseite für Stabilität. Sie halten das Gelenk in der Spur, verhindern ein Abgleiten oder Verdrehen und schützen es bei abrupten Bewegungen.

Und dann ist da noch die Kniescheibe: Sie liegt wie ein Gleiter in einer Rinne des Oberschenkelknochens und überträgt die Kraft des Oberschenkelmuskels gezielt auf das Schienbein. Ohne sie wäre das Strecken des Beins gegen den Widerstand der Schwerkraft – etwa beim Aufstehen oder Treppensteigen – kaum möglich.

Arthrose im Knie

Wenn sich die Knorpelschicht im Kniegelenk nach und nach abbaut, spricht man von Gonarthrose. Das Gelenk wird dann nicht mehr reibungslos geführt, Bewegungen schmerzen, es kann zu Entzündungen, Schwellungen oder einem Steifheitsgefühl kommen.

Typische Anzeichen:

- Schmerzen beim Treppensteigen, Gehen oder in Ruhe
- Anlaufschmerzen morgens oder nach dem Sitzen
- Kraftverlust oder Instabilität
- Schwellungen und Überwärmung

Die Arthrose entsteht meist schleichend – oft begünstigt durch Fehlstellungen (z. B. X- oder O-Beine), Übergewicht, frühere Verletzungen, einseitige Belastung oder Bewegungsmangel. Häufig ist auch der innere Meniskus betroffen, da er bei alltäglichen Bewegungen besonders beansprucht wird.

Kniearthrose aus osteopathischer Sicht

Das Kniegelenk ist das Bindeglied von Unter- und Oberschenkel und damit von Fuß und Becken – und ist somit den Kräften und Spannungen dieser beiden Regionen ausgesetzt. Aus diesem Grund entstehen Knieprobleme oft nicht im Knie selbst, sondern sind die Folge von Störungen in den anderen Körperbereichen.

Es gibt zwei Hauptwege, über die solche biomechanischen Störungen das Knie beeinträchtigen können:

- **Absteigende Kette:** Hier liegt die Ursache oberhalb des Knies, z. B. im Becken, in der Lendenwirbelsäule oder in der Hüfte. Wenn dort eine Fehlstellung oder ein Spannungsungleichgewicht besteht, wird das Knie durch die veränderte Statik zusätzlich belastet.
- **Aufsteigende Kette:** Die Störung kommt von unten – etwa aus dem Fuß oder Sprunggelenk. Wenn z. B. ein Fußgewölbe abgeflacht ist oder das Sprunggelenk nicht richtig arbeitet, muss das Knie die Fehlbelastung ausgleichen.

Das Knie wird so zu einer Pufferzone, die auf die Belastungen von oben und unten reagiert. Mitunter passiert das über Jahre hinweg. Irgendwann macht es das nicht mehr klaglos mit: Es kommt zu Überlastungen, Schmerzen und im schlimmsten Fall zur Arthrose.

Ein weiterer wichtiger Punkt ist das vegetative Nervensystem, insbesondere der Sympathikus. Dieses System steuert automatische Abläufe im Körper wie die Durchblutung, den Stoffwechsel oder die Schweißproduktion, ohne dass wir es mitbekommen.

Wenn es durch chronischen Stress zu einer permanenten Überaktivität des Sympathikus kommt, kann das zu einer gestörten Durchblutung im Kniebereich führen. Die Folge: Nährstoffe kommen nicht mehr richtig an, der Knorpel wird nicht ausreichend versorgt, und das Gewebe kann sich schlechter regenerieren.

In diesem Zustand entstehen oft stille Entzündungen (low-grade inflammations). Diese verlaufen schleichend und oft ohne akute Symptome – richten aber langfristig Schaden an. Gerade im Knie kann dies zu einem langsamen Knorpelabbau führen. Das Gelenk verliert an Gleitfähigkeit, es entstehen Reibung und Mikroverletzungen. Die Arthrose nimmt ihren Lauf.

Aus der Praxis: Harald, 65 Jahre

Harald kam auf Anraten eines Golffreundes. Dieser war nicht nur regelmäßig mit ihm auf dem Green, er war auch sein behandelnder Orthopäde. Die beiden kannten sich schon lange, und so beobachtete der Mediziner mit Sorge die körperlichen Veränderungen bei Harald.

In den letzten zehn Jahren hatte Harald deutlich an Gewicht zugelegt. Sein Alltag war bewegungsärmer und seine Ernährung sehr genussorientiert geworden. Zuletzt zeigte die Waage über 130 Kilo bei knapp 1,80 Meter Körpergröße. Nicht nur die Runden auf dem Golfplatz, auch Alltagsbewegungen wie das Treppensteigen lösten mittlerweile Schmerzen aus. Ein MRT gab dann Gewissheit: Das Knie war entzündet und der Gelenkknorpel angegriffen.

Im ersten Schritt empfahl der Orthopäde eine »antientzündliche Ernährung«. Das war sinnvoll, da Übergewicht das Knie nicht nur mechanisch belastet, es wirkt auch biochemisch. Denn das tief sitzende Fett am Bauch ist hormonell äußerst aktiv. Es schüttet entzündungsfördernde Stoffe (Zytokine) aus, die zu stillen Entzündungen im Körper führen. Diese verlaufen schleichend, ohne Fieber oder Schmerzen – aber sie nagen an Strukturen wie dem Gelenkknorpel. Gerade im Knie, das ohnehin enormen Druckkräften ausgesetzt ist, sind mechanische Überlastung und biochemische Schwächung eine gefährliche Mischung.

Zusätzlich sollte Harald Krafttraining beim Physiotherapeuten machen. Ebenso legte der sportliche Orthopäde ihm eine begleitende osteopathische Behandlung nahe. Da ich mit diesem schon öfter zusammengearbeitet hatte, empfahl er das Osteoversum. Harald hatte von Osteopathie bis dahin nicht viel gehalten und meldete sich nur widerwillig bei mir.

Wie üblich haben wir uns zuerst umfassend unterhalten. Bei meiner Frage nach Unfällen oder Verletzungen verneinte Harald. Das ist nicht ungewöhnlich, denn die meisten Menschen denken in diesem Fall an einen Unfall, der direkt vor dem Auftreten der Beschwerden geschehen ist. Als ich nach älteren Vorfällen fragte, erfuhr ich von einem alten Knöchelbruch, den er sich 30 Jahre zuvor beim Skifahren zugezogen hatte. Der Fuß war damals operiert worden, die Reha gut verlaufen, und irgendwann war das Thema in Vergessenheit geraten.

Die körperliche Untersuchung zeigte dann, dass Haralds linker Fuß seit dem Bruch in seiner Beweglichkeit minimal eingeschränkt war. Er rollte beim Gehen nicht mehr flüssig ab, der Gang war leicht asymmetrisch. Schmunzelnd berichtete Harald daraufhin, dass das auch seiner Frau aufgefallen wäre.

Die aufsteigende Dysfunktionskette hatte aber Wirkung: Das Sprunggelenk links war blockiert, die Wadenfaszien waren verkürzt, der Beckenring stand leicht schief. Das rechte Knie war zur Kompensationszone geworden – es federte Fehlstellungen und asymmetrische Belastungen ab. Der Quadrizepsmuskel war überaktiv, sodass die Knieinnenseite vermehrt belastet wurde.

Dieses mechanische Problem verschlimmerte sich zusätzlich durch das Übergewicht. Und dann kamen noch die permanenten Entzündungsherde in der Kniegelenkskapsel hinzu. Hier hatten wir ein Dreigespann, das äußerst effektiv ein Knie kaputt machen kann.

Die osteopathische Selbstbehandlung

Anleitungsvideos per QR-Code oder unter: www.bit.ly/3L2jZOO

1. Beinpendel zur Mobilisation des Kniegelenks

Ziel: Gelenkflüssigkeit fördern, Bewegung entkoppeln

So geht's:

- Setzen Sie sich auf einen Tisch oder eine hohe Bank, sodass die Beine frei herunterhängen.
- Pendeln Sie nun leicht mit einem Bein vor und zurück.
- Das andere Knie bleibt völlig locker – keine Muskelspannung!

Dauer: 1–2 Minuten pro Bein

Frequenz: 1–2 Mal am Tag

2. Fasziale Entspannung rund ums Knie (Myofascial Release)

Ziel: Spannungen in Oberschenkel- und Unterschenkelfaszien lösen

So geht's:

- Setzen Sie sich entspannt hin, und winkeln Sie ein Bein leicht an.
- Legen Sie eine Hand oberhalb, die andere unterhalb der Kniescheibe auf die Beinvorderseite.
- Üben Sie sanften Druck nach rechts, links, oben, unten aus.
- Wenn Sie einen Widerstand oder Zug spüren, halten Sie die Position 60–90 Sekunden.
- Warten Sie, bis sich das Gewebe entspannt (»Schmelzgefühl«).

Dauer: 1–2 Minuten pro Seite

Frequenz: 1 Mal am Tag

3. Pumpgriff zur Lymphaktivierung (Lymphdrainage-Technik)

Ziel: Entstauung und Schmerzlinderung bei Schwellung

So geht's:

- Setzen Sie sich entspannt hin. Legen Sie beide Hände oberhalb des Knies auf den Oberschenkel, und üben Sie mit den Fingerspitzen sanften Druck aus.
- Drücken Sie rhythmisch in Richtung Becken: 1 Sekunde Druck – 1 Sekunde loslassen, wie eine Pumpe.
- Wenn Sie möchten, massieren Sie leicht streichend vom Knie zur Leiste (Lymphrichtung).

Dauer: 2–3 Minuten

Frequenz: 1 Mal täglich

DIE FUSSGELENKE

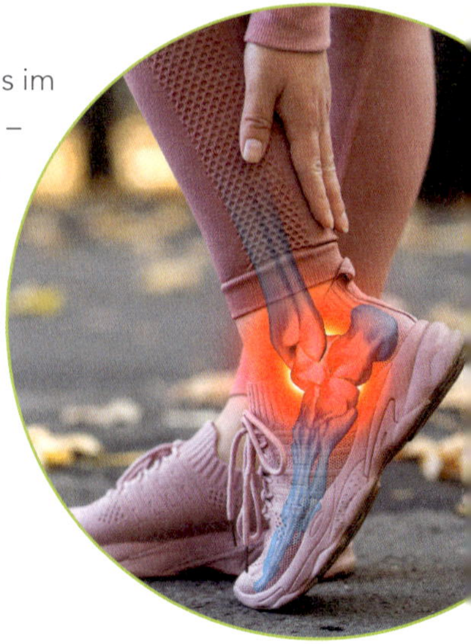

Unsere Füße tragen uns im Laufe des Lebens im Durchschnitt rund 150 000 Kilometer weit – das entspricht etwa vier Erdumrundungen. Und doch schenken wir ihnen meist erst dann Aufmerksamkeit, wenn sie schmerzen. Dabei ist es vor allem das Zusammenspiel der kleinen Fußgelenke, das uns aufrecht, stabil und beweglich macht.

Anatomie der Fußgelenke

Wir betrachten den Fuß meist als eine Einheit, doch er ist ein komplexes System aus 26 Knochen, über 30 Gelenken und mehr als 100 Bändern, Sehnen und Muskeln. Besonders wichtig für die Beweglichkeit und Stabilität sind die Fußgelenke – allen voran das obere (Talokruralgelenk) und untere Sprunggelenk (Talotarsalgelenk).

Das obere Sprunggelenk verbindet das Schien- und das Wadenbein mit dem Sprungbein, einem der wichtigsten Knochen des Fußes. Es funktioniert im Prinzip wie ein Scharnier: Es ermöglicht das Heben und Senken des Fußes, also das Abrollen beim Gehen oder das Stehen auf Zehenspitzen.

Darunter liegt das untere Sprunggelenk, das wiederum aus mehreren kleinen Gelenken besteht. Es erlaubt dem Fuß, sich nach innen und außen zu neigen – Bewegungen, die wichtig sind, um auf unebenem Untergrund das Gleichgewicht zu halten. Auch viele kleine Gelenke im Mittelfuß und Vorfuß arbeiten mit: Sie passen sich an Bodenunterschiede an, federn Stöße ab und sorgen dafür, dass sich der Fuß geschmeidig abrollt. All diese Gelenke werden durch ein dichtes Netz aus Bändern, Faszien und Muskeln stabilisiert.

Besonders wichtig ist das Längsgewölbe, der natürliche Bogen an der Fußinnenseite, der von Muskeln und Bändern aufrechterhalten wird. Es wirkt wie eine Feder, die beim Gehen Energie speichert und wieder freigibt – ein geniales Prinzip der Natur.

Arthrose in den Fußgelenken

Kommt es zu einer dauerhaften Über- oder Fehlbelastung – etwa durch frühere Verletzungen (z. B. Bänderrisse, Brüche), Fußfehlstellungen wie Plattfuß oder Spreizfuß, starkes Übergewicht oder sportliche Überforderung –, kann sich der Gelenkknorpel im Fußgelenk nach und nach abnutzen. Die Folge ist eine Fußgelenksarthrose. Diese kann verschiedene Gelenke betreffen, am häufigsten entwickelt sie sich im oberen Sprunggelenk, seltener im unteren Sprunggelenk, im Mittelfuß oder an der Großzehe (Hallux rigidus). Typische Symptome sind:

- Schmerzen beim Abrollen oder beim Auftreten
- Bewegungseinschränkungen, vor allem beim Treppensteigen oder auf unebenem Untergrund
- Schwellungen, Instabilität oder ein unsicheres Gangbild
- Reibegeräusche oder ein Steifheitsgefühl morgens oder nach Ruhephasen

Anfangs treten Beschwerden oft nur bei Belastung auf, beispielsweise nach längeren Spaziergängen. Mit dem Fortschreiten der Erkrankung kann es zu dauerhaften Schmerzen, veränderten Bewegungsmustern und eingeschränkter Mobilität kommen.

Fußgelenksarthrose aus osteopathischer Sicht

In der Osteopathie gelten die Füße als Fundament des Körpers. Dieser muss sich im Stehen und Gehen ständig mit der Schwerkraft auseinandersetzen. Damit wir nicht umkippen, arbeitet unsere Muskulatur ununterbrochen daran, das Gleichgewicht zu halten. Das passiert meist unbewusst – aber es ist eine erstaunlich komplexe Aufgabe.

Wenn aber bestimmte Muskeln der Beine überlastet oder andere kaum benutzt werden, verändert sich die Muskelspannung. Das hat direkte Auswirkungen auf die Funktion der Gelenke. Besonders in den Fußgelenken kann es zu einer ungleichmäßigen Druckverteilung kommen. Einige Bereiche werden dann so stark belastet, dass es auf Dauer den Knorpel schädigt.

Unser Fuß ist viel mehr als ein passiver Ständer. Er enthält unzählige Rezeptoren, die dem Gehirn Rückmeldung darüber geben, wie wir stehen und gehen. Über diese sogenannten propriozeptiven (Eigenwahrnehmung) und exterozeptiven (Außenwahrnehmung) Signale wird jede Bewegung feinjustiert – vom Zeh bis zur Halswirbelsäule. Wenn durch Fehlstellungen (z. B. Knick-, Senk- oder Spreizfuß), alte Verletzungen oder schlechtes Schuhwerk die Rückmeldung an das Nervensystem gestört ist, kann das ganze Bewegungssystem durcheinanderkommen. Das wirkt sich nicht nur auf Knie, Hüfte und Rücken aus, sondern auch direkt auf die Belastung innerhalb der Fußgelenke. Auf Dauer kann das die Entstehung einer Fußgelenksarthrose fördern – insbesondere im Sprunggelenk.

Aber manchmal liegt die Ursache für Beschwerden im Fuß auch an einer ganz anderen Stelle. So können sich auch Probleme im Kiefergelenk, in den Augen oder im Gleichgewichtsorgan im Innenohr auf die Füße auswirken. Wenn etwa das Gleichgewicht gestört oder die Augenbewegung nicht harmonisch ist, verändert sich automatisch die gesamte Körperhaltung. Der Körper versucht dann, das

Gleichgewicht durch Ausgleichsbewegungen zu halten. Und das geht oft zulasten der unteren Extremitäten.

Solche unbewussten Haltungsveränderungen können die Belastung in den Fußgelenken über Jahre hinweg verändern und so zur Entwicklung einer Arthrose beitragen.

Auch die inneren Organe sind mit dem Bewegungsapparat vernetzt. Das vegetative Nervensystem steuert automatisch viele Körperfunktionen. Die Nervenverbindungen, die die Beine und Füße beeinflussen, liegen im Bereich der unteren Brust- und oberen Lendenwirbelsäule. Wenn Organe im Bauch- oder Beckenraum, etwa der Darm, die Blase oder die Gebärmutter, chronisch gereizt sind, können sie über eine Störung dieser Nervenverbindungen auch Spannungen in den Muskeln und Gelenken der Beine verursachen. Das bedeutet, dass ein dauerhaft gereizter Nerv das umliegende Gewebe überaktiviert. Das führt zu muskulären Dysbalancen und einer veränderten Gelenkbelastung.

Aus der Praxis: Markus, 47 Jahre

Seit zwei Jahren fühlte sich Markus' Fuß morgens steif an, längere Spaziergänge endeten mit einem dumpfen, ziehenden Schmerz. Ein Unfall oder eine akute Verletzung hatte es nie gegeben – die Beschwerden hatten sich schleichend entwickelt.

Seit seiner Kindheit bestand eine leichte Kieferfehlstellung, dazu knirschte er nachts mit den Zähnen. Außerdem litt Markus seit zehn Jahren an Hashimoto-Thyreoiditis, einer autoimmunen Schilddrüsenerkrankung. Bei der Untersuchung zeigte sich ein deutlich erhöhtes Spannungsmuster in der Kaumuskulatur und eine leichte Bewegungseinschränkung im Kiefergelenk auf der linken Seite. Über den Hals setzten sich diese Spannungen in den Brust- und Bauchbereich fort, bis hinunter zu den Hüftbeugemuskeln und weiter in die vordere Oberschenkel- und Unterschenkelmuskulatur.

Der Körper ist von faszialen Ketten durchzogen, die wie Seilzüge wirken. Eine chronische Spannung im Kiefer kann sich entlang der vorderen Faszienkette bis in die Füße übertragen. Die Folge: Das Sprunggelenk wird durch diese Zugkräfte minimal aus seiner gesunden Position gebracht. Was für das Auge kaum sichtbar ist, hat eine große Wirkung: Die Belastung im Gelenkspalt verteilt sich nicht mehr gleichmäßig, der Knorpel wird einseitig abgenutzt. Über Jahre kann so eine Arthrose entstehen, ohne dass es je eine direkte Verletzung am Fuß gegeben hat.

Bei Markus kam ein weiterer Faktor hinzu: die Hashimoto-Erkrankung. Autoimmunprozesse gehen oft mit einer erhöhten Entzündungsbereitschaft im Körper einher. Auch Gelenkstrukturen werden dadurch anfälliger für Reizungen und Schädigungen. Das Sprunggelenk hatte somit nicht nur mit einer unausgeglichenen Belastung zu kämpfen, sondern auch mit einem entzündungsfreundlichen inneren Milieu.

Meine Behandlung setzte deshalb sowohl am schmerzenden Gelenk an als auch an der gesamten Spannungskette. Zunächst wurde die Kaumuskulatur gelöst und das Kiefergelenk mobilisiert.

Über den Hals- und Brustbereich arbeiteten wir uns in mehreren Sitzungen in Richtung Becken und Bein vor, um die vordere Muskel- und Faszienkette wieder elastisch zu machen. Parallel mobilisierten wir das Sprunggelenk, um die eingeschränkte Hebebewegung des Fußes zu verbessern. Ergänzend erhielt Markus gezielte Dehnübungen für zu Hause, eine Gangschulung und Ernährungsempfehlungen, die die Ausschüttung entzündungshemmender Stoffe im Körper unterstützten.

Die osteopathische Selbstbehandlung

Anleitungsvideos per QR-Code oder unter: www.bit.ly/3L2jZOO

1. Fasziale Fußrollmassage mit Ball

Ziel: Lösen faszialer Verklebungen, Schmerzlinderung

So geht's:

- Setzen oder stellen Sie sich bequem aufrecht hin.
- Legen Sie einen Tennisball, Igelball oder Korkball vor sich. Rollen Sie langsam Ihre Fußsohle darauf aus.
- Konzentrieren Sie sich besonders auf den Bereich zwischen Großzehenballen und Ferse (Plantarfaszie).
- Verweilen Sie bei schmerzhaften Punkten, und atmen Sie bewusst in die Spannung hinein.

Dauer: 1–2 Minuten pro Fuß

Frequenz: 1 Mal täglich

2. Mobilisation des oberen Sprunggelenks (OSG)

Ziel: Verbesserung der Dorsalextension (Bewegung des Fußes nach oben)

So geht's:

- Gehen Sie in einen einseitigen Kniestand oder einen Ausfallschritt.
- Verlagern Sie Ihr Gewicht langsam nach vorn, bis das Knie über die Zehenspitzen hinausreicht – aber nur so weit, wie es schmerzfrei möglich ist. Halten Sie diese Position für etwa 3 Sekunden, dann gehen Sie zurück in die Ausgangsposition.
- Achten Sie darauf, dass die Ferse am Boden bleibt.

Dauer: 10–15 Wiederholungen pro Seite

Frequenz: 1–2 Mal am Tag

3. »Fußwurzel-Wackeln« (Oszillation der Fußgelenke)

Ziel: Mobilisation der kleinen Gelenke in Mittelfuß und Fußwurzel

So geht's:

- Setzen Sie sich aufrecht hin, schlagen Sie ein Bein über das andere, und nehmen Sie den Fuß in die Hand.
- Fixieren Sie die Ferse mit einer Hand, den Ballen mit der anderen.
- Führen Sie kleine Wackelbewegungen (1–2 mm) zwischen Rückfuß und Vorfuß aus.
- Testen Sie die Beweglichkeit in verschiedene Richtungen: auf und ab, drehend, seitlich verschiebend. Machen Sie dabei keine ruckartigen Bewegungen, sondern sanfte Übergänge.

Dauer: Je Fuß 30 Sekunden pro Bewegungsrichtung

Frequenz: 1 Mal am Tag

4. Großzehengrundgelenk mobilisieren (bei Hallux rigidus)

Ziel: Erhalt der Beweglichkeit bei Arthrose im Großzehengelenk

So geht's:

- Setzen Sie sich aufrecht hin, schlagen Sie ein Bein über das andere, und nehmen Sie den Fuß in die Hand.
- Umfassen Sie die Großzehe mit einer Hand, den Ballen mit der anderen.
- Bewegen Sie die Zehe langsam nach oben und unten – nur im schmerzfreien Bereich.
- Alternativ: Führen Sie kleine, kreisende Mikrobewegungen aus, um die Gelenkkapsel zu lockern.

Dauer: 1–2 Minuten

Frequenz: 1 Mal täglich, am besten abends

5. Zwerchfellatmung zur ganzheitlichen Spannungsregulation

Ziel: Entspannung der faszialen Ketten von der Fußsohle bis zum Schädel

So geht's:

- Legen Sie sich auf den Rücken, und winkeln Sie die Beine an.
- Platzieren Sie beide Hände auf dem Unterbauch.
- Atmen Sie tief in den Bauch hinein. Beim Ausatmen lassen Sie bewusst Spannung los.
- Stellen Sie sich vor, wie mit jedem Ausatmen Spannung über die Beine und Füße nach unten abfließt.

Dauer: 10–15 Atemzüge lang

Frequenz: 1 Mal am Tag, am besten nach den Mobilisationsübungen

6. Fußspiegelübung: Rechte und linke Seite synchronisieren

Ziel: Ausgleich von Bewegungsmustern und Förderung der sensomotorischen Kontrolle

So geht's:

- Stellen Sie im Stehen oder Sitzen beide Füße nebeneinander auf.
- Führen Sie mit den Zehen beider Füße identische Bewegungen aus, z. B. spreizen, kreisen oder anheben.
- Spüren Sie bewusst nach: Welche Seite fühlt sich flüssiger an?
- Versuchen Sie nach und nach, die steifere Seite anzugleichen.

Diese Übung ist besonders hilfreich bei einseitiger Arthrose.

Dauer: 1–2 Minuten

Frequenz: 1–2 Mal täglich

7. Aktivierung der Fußgewölbe (Stützmuskulatur)

Ziel: Stärkung der inneren Fußmuskulatur – wichtig für Haltung und Belastungsausgleich

So geht's:

- Stellen Sie sich barfuß aufrecht hin.
- Drücken Sie sanft den Großzehenballen und die Ferse in den Boden. Gleichzeitig ziehen Sie den Fußinnenbogen leicht nach oben.
- Spannen Sie nicht zu stark an – es soll sich wie ein sanftes »Dombauen« anfühlen.
- Halten Sie die Position für 10 Sekunden.

Dauer: 3 Wiederholungen

Frequenz: 1–2 Mal täglich

ERNÄHRUNG FÜR IHRE GELENKE

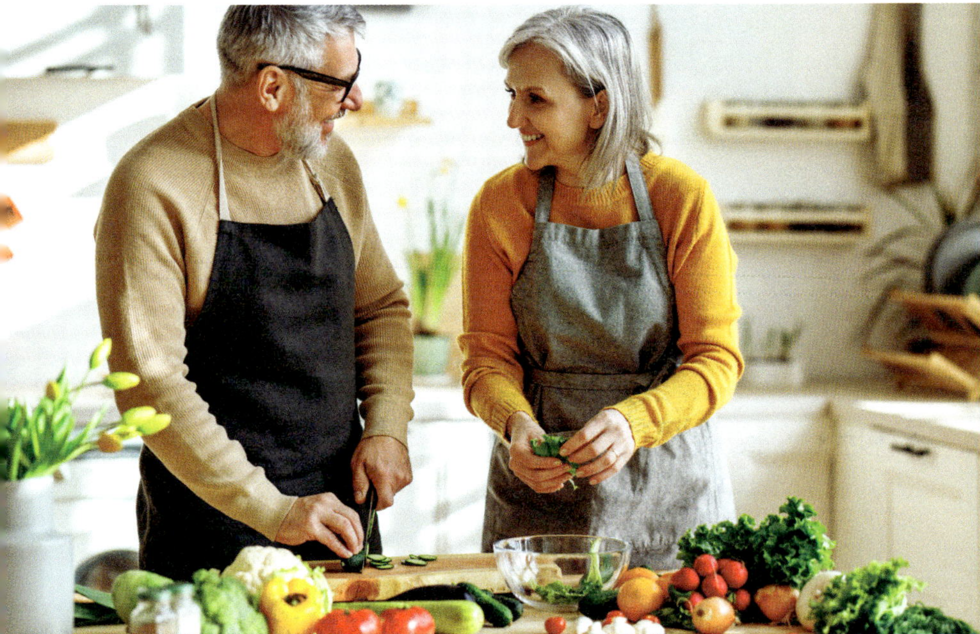

Wenn es heutzutage um das Thema Ernährung geht, unterhält man sich schnell übers Abnehmen. Bedenkt man, dass mittlerweile zwei Drittel der Bundesbevölkerung übergewichtig ist, scheint das tatsächlich der relevanteste Aspekt zu sein. Und auch in Bezug auf unsere Gelenke hat das Gewicht, genauer Übergewicht einen maßgeblichen Einfluss auf die Entstehung von Arthrose. Durch die höhere Beanspruchung eines Gelenks kann es zu kleinen Einrissen im Knorpel kommen, und auch Verformungen wie X- oder O-Beine treten auf.

Ein noch größeres Problem stellen die stillen Entzündungen dar. Denn das viszerale Bauchfett produziert Zytokine, die unter anderem in den Gelenken zu Entzündungen und dadurch zur Schädigung des Gelenkknorpels führen. Das betrifft leider auch die Gelenke, die nicht unmittelbar einem mechanischen Druck ausgesetzt sind.

Und dann gibt es noch das Mobilitätsdefizit. Korpulenten Menschen wird schnell unterstellt, dass sie sich aufgrund ihres Übergewichts weniger bewegen. Ich glaube aber, dass es sich hier um ein Henne-Ei-Problem handelt: Bewegt man sich nicht gern, weil man übergewichtig ist, oder ist man übergewichtig, weil man sich nicht gern bewegt?

Sollten Sie mit überflüssigen Pfunden durchs Leben gehen, lohnt es sich auf jeden Fall, über eine Trennung nachzudenken. Die Gründe dafür sind vielfältig, und ich möchte Ihnen die besten Argumente kurz auflisten.

1. Herz-Kreislauf-Erkrankungen

- **Bluthochdruck** durch das höhere Blutvolumen und die Gefäßbelastung
- **Koronare Herzkrankheit** und **Herzinfarkt** infolge von Fettstoffwechselstörungen und Arteriosklerose
- **Schlaganfall** durch verengte oder verhärtete Blutgefäße
- **Herzinsuffizienz** aufgrund der dauerhaften Überlastung des Herzens

2. Stoffwechselerkrankungen

- **Typ-2-Diabetes** durch Insulinresistenz
- **Fettstoffwechselstörungen** infolge erhöhter Triglyceride und erniedrigten HDL-Cholesterins
- **Metabolisches Syndrom,** also die Kombination aus Übergewicht, Bluthochdruck, Fettstoffwechselstörung und Insulinresistenz

- **Nicht-alkoholische Fettleber (NAFLD)** und damit steigendes Risiko für Leberentzündung und Leberzirrhose

3. Beschwerden im Gelenk- und Bewegungsapparat

- **Arthrose** vor allem in Knie, Hüfte und Wirbelsäule durch mechanische Überlastung und entzündliche Prozesse
- **Bandscheibenschäden** infolge der erhöhten statischen Belastung
- **Fuß- und Sprunggelenksprobleme** wie Senk- oder Plattfuß

4. Hormonelle und organische Störungen

- **Hormonelle Dysbalancen** und dadurch Störungen im Menstruationszyklus und verminderte Fruchtbarkeit
- **Polyzystisches Ovarialsyndrom (PCOS)** infolge einer Insulinresistenz
- **Schlafapnoe** (Atemaussetzer im Schlaf) durch das Fettgewebe im Rachenbereich
- **Refluxkrankheit (Sodbrennen)** aufgrund des erhöhten Drucks im Bauchraum

5. Krebsrisiken (erhöht für bestimmte Tumorarten)

- **Darmkrebs**
- **Brustkrebs** (nach den Wechseljahren)
- **Gebärmutterschleimhautkrebs**
- **Bauchspeicheldrüsenkrebs**
- **Leberkrebs**

6. Psychische und soziale Folgen

- **Depression und Angststörungen,** teils durch Stigmatisierung, teils durch biologische Faktoren (Entzündungsprozesse)
- **Geringeres Selbstwertgefühl** und soziale Isolation
- **Diskriminierung im Berufs- und Alltagsleben**

Wie Sie sehen: Übergewicht belastet sowohl Herz, Stoffwechsel, Gelenke und Hormonsystem als auch die Psyche. Besonders gefährlich ist Bauchfett, weil es entzündungsfördernde Botenstoffe freisetzt, die langfristig Organe und Gefäße schädigen und, wie bereits erwähnt, eine der Hauptursachen für Arthrose sind.

ABNEHMEN – ABER WIE?

Ich kenne viele Menschen, die seit Jahren ihr Gewicht reduzieren möchten und auch schon vieles ausprobiert haben. Vielleicht geht es Ihnen auch so. Leider ist das Thema ein wenig komplexer, als uns die meisten Diätratgeber weismachen möchten. Deswegen kann ich Ihnen im Rahmen dieses Buches auch nicht den ultimativen Abnehmtipp geben. Ein zweiter Grund ist, dass ich diesen Tipp nicht kenne. Es gibt aber einige Rädchen, die Sie drehen sollten. Im Folgenden habe ich Ihnen eine Checkliste zusammengestellt. Wenn Sie sich an diese Grundregeln halten, sind Sie schon auf einem sehr guten Weg.

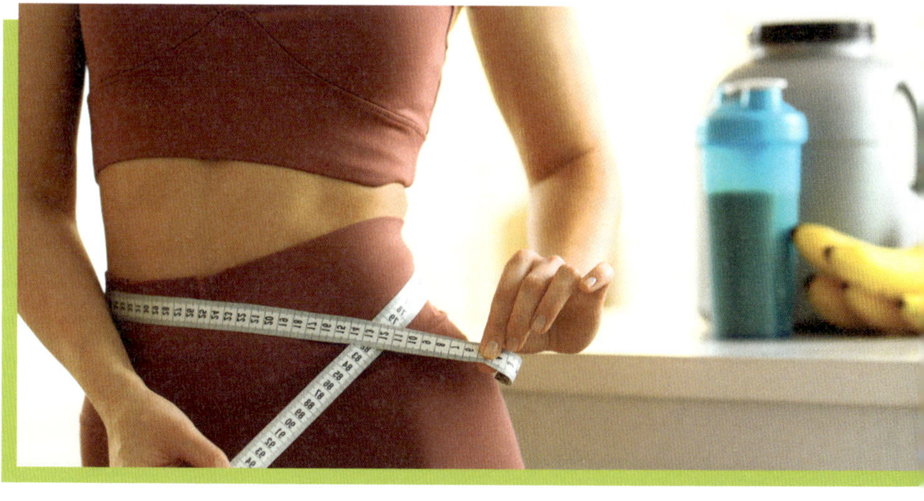

Selbstcheck: Nutze ich diese Möglichkeiten?

Bereich	Maßnahme	Nutze ich das aktuell? (Ja/Nein)
Ernährung	Esse ich täglich viel Gemüse, Eiweiß und gesunde Fette?	
	Vermeide ich Softdrinks und zuckerreiche Snacks?	
	Habe ich feste Mahlzeiten oder eine Essensstruktur?	
	Reduziere ich hochverarbeitete Lebensmittel?	
Bewegung	Bewege ich mich mindestens 30 Minuten am Tag?	
	Mache ich 2–3 Mal pro Woche Krafttraining?	
	Ergänze ich Ausdauereinheiten (Radfahren, Schwimmen etc.)?	
Verhalten und Psyche	Führe ich ein Ernährungstagebuch?	
	Habe ich Strategien gegen Stress- oder Frustessen?	
	Sorge ich für ausreichend Schlaf (7–8 Stunden)?	
Medizinische Hilfe	Habe ich meine Blutwerte und Hormone checken lassen?	
	Habe ich mir professionelle Unterstützung gesucht (Ernährungsberater/-beraterin, Arzt/Ärztin)?	

Diese Liste finden Sie auch online im Zusatzmaterial:
www.bit.ly/4oeCqOX

Wichtig: Wenn sich Ihr Gewicht trotz konsequenten Sport- und Ernährungsprogramms über mehrere Monate nicht verändert, ist eine ärztliche Abklärung sinnvoll – am besten mit Blutbild, Hormonstatus und zusätzlichem Ultraschall von Schilddrüse und Bauchorganen.

Es gibt eine Reihe von Ursachen, die dazu führen können, dass Sie trotz Sport und gesunder Ernährung nicht abnehmen. Im Folgenden finden Sie die Hauptursachen.

1. Hormonelle Ursachen

- **Schilddrüsenunterfunktion (Hypothyreose)** verlangsamt den Stoffwechsel, senkt den Energieverbrauch und kann zu Wassereinlagerungen führen.
- **Insulinresistenz/Prädiabetes** erschwert die Fettverbrennung, da Insulin als Fettspeicherhormon wirkt.
- **PCOS (Polyzystisches Ovarialsyndrom)** bewirkt einen erhöhten Androgenspiegel, der zusammen mit einer Insulinresistenz oft zu einer Gewichtszunahme führt.
- **Erhöhtes Cortisol (chronischer Stress oder Cushing-Syndrom)** führt zu vermehrter Fetteinlagerung, vor allem am Bauch.
- **Wechseljahre/Testosteronmangel** reduzieren die Muskelmasse und den Grundumsatz.

2. Stoffwechsel- und Organerkrankungen

- **Lebererkrankungen (z. B. Fettleber)** verändern den Zucker- und Fettstoffwechsel.
- **Chronische Nierenerkrankungen** können zu Wassereinlagerungen führen, die eine Gewichtszunahme vortäuschen.
- **Herzinsuffizienz** ist ebenfalls oft mit Wasseransammlungen verbunden.

3. Medikamente, die Gewichtszunahme fördern

- **Kortisonpräparate (entzündungshemmend)**
- **bestimmte Antidepressiva** (z. B. SSRIs, trizyklische Antidepressiva)
- **Antipsychotika**
- **Insulin- und Sulfonylharnstofftherapie** bei Diabetes
- **Betablocker** (bei Bluthochdruck, Herzproblemen)

4. Psychische und neurologische Faktoren

- **Chronischer Stress** erhöht den Cortisolspiegel, fördert Heißhunger auf energiereiche Lebensmittel.
- **Schlafmangel** senkt den Leptin- (Sättigungshormon) und erhöht den Ghrelinspiegel (Hungerhormon).
- **Depressionen** können den Stoffwechsel verändern und die körperliche Aktivität einschränken.

5. Flüssigkeits- & Gewebsveränderungen

- **Ödeme** durch hormonelle Schwankungen, Herz-, Nieren- oder Leberprobleme
- **Lymphstau/Lipödem** (Fett- und Flüssigkeitseinlagerungen) sprechen nicht auf Diät oder Sport an.

MIT DEM KOCHLÖFFEL GEGEN DIE ARTHROSE

Ihr Essen hat natürlich nicht nur den Zweck, dass Sie abnehmen. In erster Linie soll es Ihren Körper ernähren. Aus diesem Grund sollten Sie sich immer für möglichst unverarbeitete und nährstoffreiche Lebensmittel entscheiden.

Außerdem ist es hilfreich, wenn Ihre Ernährung antiinflammatorische (entzündungshemmende) Eigenschaften hat. Dazu sollten Sie Lebensmittel wählen, die reich an Antioxidantien sind, also aktiv gegen freie Radikale wirken. Das sind Moleküle mit mindestens einem ungebundenen Elektron, die dadurch extrem reaktionsfreudig sind und Schäden an Zellen und Geweben verursachen. Weniger freie Radikale bedeutet für Sie weniger Entzündungen in Ihren Gelenken.

Im Folgenden erfahren Sie, welche Nährstoffe sich günstig auf Ihre Gesundheit auswirken und in welchen Lebensmitteln sie enthalten sind. Sie finden online im Zusatzmaterial unter www.bit.ly/4hsuGq3 Rezepte für eine antientzündliche Ernährung. Diese Sammlung werde ich zusammen mit meinem Team in Zukunft weiter ausbauen. Schauen Sie also immer mal wieder vorbei, und lassen Sie sich inspirieren!

Gesunde Fette und Omega-3

Fette galten lange als schwarzes Schaf unserer Ernährung. Als ich noch ein Kind war, hieß es »Fett macht fett«. Darüber hinaus stand Fett im ständigen Verdacht, die Arterien zu verstopfen. Heute wissen wir, das Gegenteil ist der Fall. Gute Fettsäuren wirken wie feines Schmieröl für das komplexe Gelenkgetriebe unseres Körpers.

Dieses Kapitel lenkt den Blick auf die »guten« Fette. Wir beleuchten, welche Mengen sinnvoll sind, warum das Verhältnis von Omega-3- zu Omega-6-Fettsäuren entscheidend ist und wie sich das alles ohne Diätstress in den Alltag integrieren lässt. Denn manchmal reicht schon ein Esslöffel Öl, um das »Getriebe« leiser laufen zu lassen.

Omega-3-Fettsäuren zählen zu den gesunden Fetten. Im Gegensatz zu vielen anderen fördern sie keine Entzündungen im Körper, sondern helfen dabei, diese zu verringern. Sie beeinflussen die Herstellung von Prostaglandinen und Leukotrienen – das sind Botenstoffe, die im Körper Entzündungsreaktionen steuern. Während ein Übermaß an Omega-6-Fettsäuren entzündungsfördernd wirkt, dämpfen Omega-3-Fettsäuren diese Prozesse, indem sie die Produktion dieser Signalstoffe hemmen. Darüber hinaus fördern Omega-3-Fettsäuren die Bildung von Resolvinen und Protectinen. Diese Moleküle haben die Aufgabe, bestehende Entzündungen aktiv zu beenden und den Heilungsprozess einzuleiten. Sie unterdrücken nicht einfach nur die Symptome, sondern unterstützen den Körper dabei, das Entzündungsgeschehen zu reduzieren.

Omega-3-Fettsäuren festigen außerdem die Zellwände und helfen dem Immunsystem, im Gleichgewicht zu bleiben. Besonders bei Krankheiten wie Rheuma, die mit chronischen Entzündungen einhergehen, sind sie seit Jahren ein wichtiges Thema. Da man mittlerweile weiß, dass auch die Arthrose durch Entzündungen im Körper begünstigt wird, sollten Sie auch in diesem Fall auf eine ausreichende Zufuhr achten.

WAS MACHT OMEGA-3 SO BESONDERS?

Die wichtigsten Omega-3-Fettsäuren aus dem Meer heißen EPA (Eicosapentaensäure) und DHA (Docosahexaensäure). Sie stecken vor allem in fetten Fischen wie Lachs, Makrele und Hering. Es gibt auch eine pflanzliche Variante: ALA (Alpha-Linolensäure). Sie kommt zum Beispiel in Leinsamen, Walnüssen und Rapsöl vor. Der Körper kann

ALA aber nur sehr begrenzt in die wirksamen Formen EPA und DHA umwandeln.

Im Körper haben EPA und DHA eine besondere Aufgabe: Sie kämpfen gewissermaßen gegen Omega-6-Fettsäuren, die zum Beispiel in Sonnenblumen- oder Maisöl stecken und Entzündungen im Körper fördern. Omega-3 hilft dem Körper dabei, Entzündungen zu stoppen, auch in den Gelenken.

Die kleinen Kerne, die wir über den Salat streuen oder im Müsliriegel knabbern, sind wahre Gesundheitsbooster. Besonders Walnüsse und Leinsamen stechen heraus, wenn es um den Schutz unserer Gelenke geht.

Walnüsse liefern eine ordentliche Portion ALA. Dabei handelt es sich um die pflanzliche Vorstufe der marinen Omega-3-Fettsäuren EPA und DHA, in die der Körper sie zu einem kleinen Teil auch umwandelt. Wie bereits erwähnt, können diese zwei Fettsäuren dazu beitragen, Entzündungen im Körper zu reduzieren. Zusätzlich stecken Walnüsse voller Polyphenole, die als Antioxidantien freie Radikale abfangen – jene aggressiven Moleküle, die Knorpelzellen bei chronischen Entzündungen zusätzlich belasten.

Leinsamen stehen den Walnüssen in Sachen Omega-3 in nichts nach. Sie bringen zudem noch einen weiteren Pluspunkt mit: Sie sind reich an löslichen Ballaststoffen. Gelangen diese Fasern in den Darm, dienen sie dort guten Bakterien als Futter. Die Mikroben vergären die Ballaststoffe zu kurzkettigen Fettsäuren wie Butyrat, das wiederum systemische Entzündungen dämpfen kann – ein indirekter Segen für schmerzgeplagte Gelenke.

Mehrere Studien deuten darauf hin, dass Omega-3-Fettsäuren Schmerzen lindern und entzündliche Prozesse bei Arthrose mildern können. So berichteten Teilnehmende einer Doppelblindstudie von 2015 bei einer täglichen Gabe von 1000 Milligramm EPA/DHA über reduzierte Schmerzen und eine bessere Gelenkfunktion. In der Gelenkflüssigkeit fanden sich zudem niedrigere Werte entzündungsfördernder Botenstoffe.

Auch Versuche mit Tieren bestätigen diesen Effekt. So fand man heraus, dass Ratten mit arthroseähnlichen Veränderungen unter Omega-3-reicher Ernährung weniger Knorpelabbau aufwiesen sowie niedrigere Entzündungswerte und eine bessere Beweglichkeit hatten. Neuere Labordaten deuten zudem darauf hin, dass Omega-3-Fettsäuren knorpelabbauende Enzyme hemmen und knorpelschützende Substanzen fördern können.

Studien konnten belegen: Wer regelmäßig eine Handvoll Nüsse oder einen Esslöffel geschrotete Leinsamen in den Speiseplan integriert, senkt entzündliche Marker im Blut. Menschen mit Arthrose berichten in Beobachtungsstudien von weniger Steifheit und einer geringeren Schmerzintensität, wenn Omega-3-reiche Nüsse und Samen fest zur Ernährung gehören.

Auch wenn die Wirkung bei Arthrose nicht so ausgeprägt ist wie bei rheumatoider Arthritis, sprechen viele Befunde dafür, Omega-3-Fettsäuren stärker zu berücksichtigen. Denn Arthrose geht sehr oft mit Entzündungen einher – gerade im Frühstadium sind die Gelenke meist durch leichte, aber chronische Entzündungen belastet. Genau hier könnten Omega-3-Fettsäuren helfen.

Die Deutsche Gesellschaft für Ernährung empfiehlt 250 Milligramm EPA und DHA pro Tag. Das sind etwa zwei Portionen fettreicher Seefisch in der Woche. In therapeutischen Studien kommen bei Arthrose meist deutlich höhere Mengen (1000 bis 2000 Milligramm täglich) zum Einsatz. Wer keinen Fisch isst, kann auf gereinigte Fischölkapseln oder vegane Alternativen wie Algenöl zurückgreifen. Wichtig ist dabei die Qualität. Die Präparate sollten frei von Schwermetallen und Schadstoffen wie PCB sein.

Die empfohlene Menge an Kernen ist alltagstauglich. 30 Gramm Walnüsse oder 1 bis 2 Esslöffel Leinsamen pro Tag reichen aus, um relevante Mengen ALA und Antioxidantien aufzunehmen. Am besten entfalten Leinsamen ihr Potenzial, wenn sie frisch geschrotet sind. Ganze Körner passieren den Darm oft unverdaut.

Omega-3-Fettsäuren gelten insgesamt als gut verträglich. In höheren Dosen kann Fischöl jedoch zu einem fischigen Nachgeschmack oder weicherem Stuhl führen. Menschen mit Blutgerinnungsstörung oder Thromboseneigung sollten die Einnahme mit einem Arzt bzw. einer Ärztin abstimmen, da hohe Mengen die Blutgerinnung beeinflussen könnten.

Außerdem darf man nicht vergessen, dass Fische heutzutage vielen Umweltgiften ausgesetzt sind. Ein Wildlachs hat in seinem Leben viel Zeit, Schwermetalle aufzunehmen und einzulagern. Aber auch der Zuchtlachs ist kaum besser dran. Da die Zuchtstationen effizient sein müssen, werden viele Fische auf engem Raum gehalten. Um Schwarmerkrankungen entgegenzuwirken, werden großflächig Antibiotika verwendet.

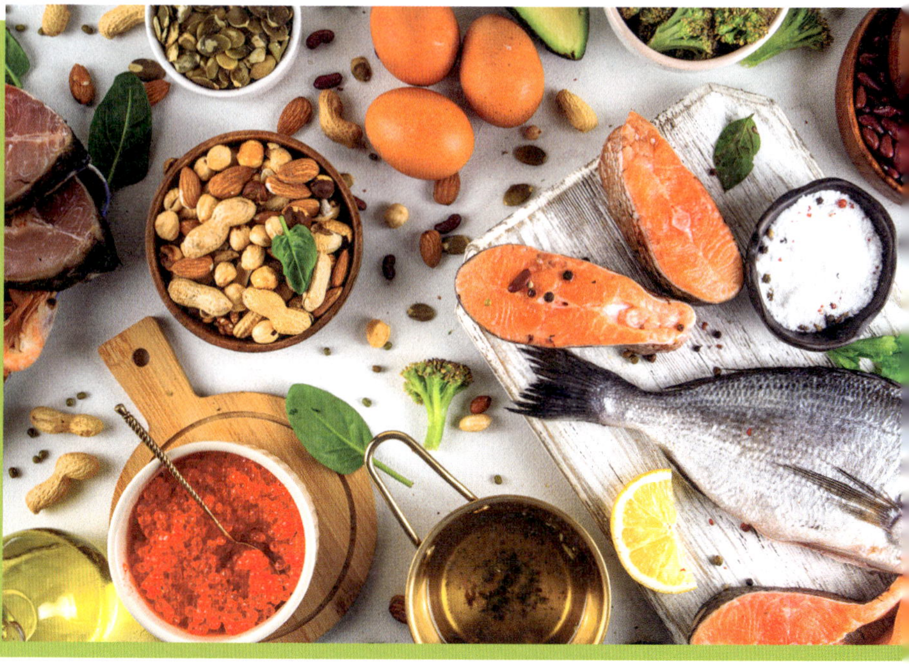

DIE BESTEN LIEFERANTEN FÜR OMEGA-3-FETTSÄUREN

Hier ist eine sortierte Liste mit Lebensmitteln, die besonders viele Omega-3-Fettsäuren enthalten – beginnend mit den reichhaltigsten Quellen und ihrer Relevanz für die Arthroseprävention. Ich habe dabei vor allem den Gehalt an EPA und DHA (die wirksamsten Formen für entzündungshemmende Effekte) berücksichtigt und danach pflanzliche ALA-Quellen ergänzt.

1. Kaltwasserfische

Diese Fische liefern die direkt wirksamen Omega-3-Formen EPA und DHA, die der Körper ohne Umwandlungsverluste nutzen kann. Die Werte beziehen sich auf den Gehalt pro 100 g Fisch (ungefähr, da abhängig von Zubereitung und Saison).

1. **Makrele (Atlantische):** ca. 4,5–5,0 g Omega-3
   sehr hohe EPA/DHA-Dichte, stark entzündungshemmend
2. **Hering (Atlantischer):** ca. 2,3–3,1 g Omega-3
   besonders guter Gehalt, oft regional verfügbar
3. **Sardine:** ca. 2,0–2,2 g Omega-3
   kleine Fische, gering belastet mit Schwermetallen
4. **Lachs (Wildlachs):** ca. 1,8–2,5 g Omega-3
   hervorragende Quelle, zusätzlich reich an Vitamin D
5. **Forelle (Regenbogen-, Seeforelle):** ca. 1,0–1,2 g Omega-3
   gute Option für milden Geschmack und regionale Herkunft

2. Meeresfrüchte

Auch diese Lebensmittel enthalten EPA und DHA in moderaten Mengen. Der Wert bezieht sich auf 100 g.

6. **Thunfisch (frisch):** ca. 0,9–4,0 g Omega-3
   fettreiche Arten wie der Blauflossen-Thunfisch enthalten mehr Omega-3 – **Achtung:** Nachhaltigkeit und Schwermetallbelastung beachten!
7. **Austern, Muscheln, Garnelen:** 0,3–0,5 g Omega-3
   ergänzende Quellen, aber keine Hauptlieferanten

3. Pflanzliche Quellen

Diese Lebensmittel liefern Alpha-Linolensäure (ALA), die nur eingeschränkt direkt im Körper wirkt, aber teilweise in EPA/DHA umgewandelt wird (Umwandlungsrate ca. 5–10 %).

8. **Leinsamen (geschrotet):** ca. 16–18 g ALA
   sehr hoher Gehalt, zusätzlich reich an Ballaststoffen
9. **Chiasamen:** ca. 17 g ALA
   ähnlich wie Leinsamen, gut für Smoothies oder Joghurt
10. **Hanföl:** ca. 8–10 g ALA
    optimales Omega-6-/Omega-3-Verhältnis
11. **Walnüsse:** ca. 6–9 g ALA
    praktisch als Snack, zusätzlich reich an Polyphenolen
12. **Rapsöl (kalt gepresst):** ca. 7–9 g ALA
    gut zum Kochen, Backen und für Dressings

RELEVANZ FÜR DIE ARTHROSEPRÄVENTION

- **Höchste Relevanz:** Fette Kaltwasserfische (Makrele, Hering, Sardinen, Lachs) – direkt wirksame EPA/DHA, entzündungshemmend, knorpelschützend
- **Mittlere Relevanz:** Pflanzliche ALA-Quellen – sinnvoll zur Ergänzung, vor allem, wenn wenig Fisch gegessen wird
- **Zusatzquelle:** Meeresfrüchte – liefern moderate Mengen, aber auch andere wertvolle Nährstoffe

OLIVENÖL – SCHMIERMITTEL FÜR DIE GELENKE

Wer an Olivenöl denkt, hat den Duft mediterraner Küche im Kopf, aber nicht unbedingt gesunde Gelenke. Dabei kann besonders hochwertiges, dunkelgrünes Olivenöl (extra vergine) mehr als gut schmecken. Es enthält Polyphenole. Diese Stoffe kommen in vielen Pflanzen vor, zum Beispiel in Oliven, Beeren, grünem Tee, Schokolade und Rotwein. Pflanzen stellen sie her, um sich selbst zu schützen – etwa vor Sonnenlicht, Schädlingen oder Krankheiten.

Wenn wir sie essen, helfen die Polyphenole auch uns und wirken im Körper wie pflanzliches Ibuprofen: Sie reduzieren Entzündungen, können schädliche Stoffe neutralisieren und so insgesamt die Gesundheit unterstützen. Davon profitieren nicht nur unsere Gelenke, sondern auch das Herz und die Blutgefäße.

Im Olivenöl heißt das für uns wichtigste Polyphenol Oleocanthal. Sie kennen bestimmt das leichte Kratzen im Hals beim Schlucken von Oliven. Dieses Gefühl wird durch den Pflanzenbegleitstoff ausgelöst. Je mehr es kratzt, desto mehr Oleocanthal ist enthalten.

Und es ist nicht allein: In extra nativem Olivenöl stecken über 30 weitere Polyphenole – zum Beispiel Hydroxytyrosol und Oleuropein. Diese Stoffe schützen die Zellen, bekämpfen schädliche Stoffe im Körper und helfen, Entzündungen zu verringern. Für Gelenke, Knorpel und die empfindliche Synovialhaut, die Schleimhaut der Gelenke, ist das ein echter Vorteil.

In Versuchen im Labor hat man Knorpelzellen mit Oleocanthal behandelt. Dabei zeigte sich, dass die Zellen ähnlich reagierten, als hätten sie eine kleine Dosis Ibuprofen bekommen. Bestimmte Enzyme, die Entzündungen fördern, wurden im Anschluss deutlich weniger aktiv. Außerdem wurde die Produktion der Entzündungsstoffe – Interleukin-1β und Prostaglandin E_2 – stark reduziert. Diese Stoffe sind maßgeblich am fortschreitenden Gelenkverschleiß beteiligt.

Groß angelegte randomisierte Studien speziell zum Thema »Olivenöl bei Arthrose« sind zwar bislang selten. Aber anhand großer Bevölkerungsuntersuchungen konnten wiederholt überzeugende

Hinweise zur Wirksamkeit gefunden werden. In der griechischen ATTICA-Studie hatten Personen, die regelmäßig viel extra natives Olivenöl verzehrten, ein deutlich geringeres Risiko, eine Hand- oder Kniearthrose zu entwickeln, als olivenölarme Vergleichsgruppen. Ähnlich spannend ist eine Subanalyse der PREDIMED-Studie. Darin zeigte sich, dass Menschen, die eine mediterrane Ernährung mit reichlich Olivenöl befolgten, signifikant niedrigere Spiegel von Entzündungsmarkern wie CRP und IL-6 aufwiesen.

Zusammengenommen zeichnen die Daten schon jetzt ein stimmiges Bild. Extra natives Olivenöl, allen voran sein Polyphenol Oleocanthal, wirkt entzündungsdämpfend, schützt den Knorpel vor Abbauprozessen und könnte so das Arthroserisiko senken oder den Verlauf deutlich mildern. Noch fehlen groß angelegte Interventionsstudien, doch die bisherigen Ergebnisse sprechen dafür, Butter und Sonnenblumenöl möglichst oft durch den mediterranen Klassiker zu ersetzen.

Sie müssen sich nicht gleich eine Flasche Olivenöl pro Tag einflößen, um zu profitieren. Studien zeigen, dass bereits 2 bis 3 Esslöffel am Tag positive Effekte haben. Diese Menge entspricht etwa einer Portion Salatdressing oder dem Öl, das man zum Anbraten von Gemüse verwendet. Wenn Sie also regelmäßig mit Olivenöl kochen oder einen Salat damit verfeinern, sind Sie auf einem guten Weg.

Mein Tipp: Pressen Sie eine Zitrone aus, und fügen Sie dem Saft einen Esslöffel Olivenöl hinzu. Die Kombination aus Polyphenol und Vitamin C wirkt doppelt gut. Diese Mischung können Sie als Dressing nutzen oder direkt als »Shot« trinken.

Wichtig ist allerdings die Qualität des Öls. Nur das sogenannte extra vergine Olivenöl enthält die volle Ladung an gesunden Pflanzenstoffen. Raffinierte Öle, die oft günstiger sind, verlieren bis zu 90 Prozent dieser Wirkstoffe. Deshalb lohnt sich der Griff zur höherpreisigen Variante. Achten Sie beim Kauf auf Begriffe wie »kalt gepresst« oder »kalt extrahiert«, auf das Erntejahr (je frischer, desto besser) und auf eine dunkle Glasflasche, die das Öl vor Licht schützt. Und falls das Öl leicht bitter schmeckt oder im Hals ein bisschen kratzt – keine Sorge: Das ist kein Qualitätsmangel, sondern im Gegenteil ein Zeichen dafür, dass viele gesunde Stoffe enthalten sind.

Besonders gut wirkt Olivenöl übrigens in Kombination mit Omega-3-Fettsäuren, etwa aus Fisch oder Leinöl. Die beiden ergänzen sich wunderbar: Während die Polyphenole aus dem Olivenöl Entzündungen bremsen, helfen die Omega-3-Fettsäuren dem Körper, bestehende Entzündungen aufzulösen. Ein Dream-Team aus dem Küchenschrank, das nicht nur gut schmeckt, sondern auch für die Gelenke eine Wohltat sein kann.

In normalen Mengen verwendet, ist Olivenöl für die allermeisten Menschen absolut unbedenklich. Wer täglich zwei bis drei Esslöffel davon genießt, muss sich keine Sorgen machen. Im Gegenteil: Der Körper profitiert von den vielen gesunden Inhaltsstoffen.

Erst bei sehr hohen Mengen – also mehr als 50 Gramm pro Tag – könnte es problematisch werden, allerdings nicht wegen des Öls selbst. Vielmehr steigt bei so großen Mengen einfach die Kalorienzufuhr, was auf Dauer das Gewicht beeinflussen kann. Aber mal ehrlich: Wer trinkt schon Olivenöl wie Wasser?

Auch für Menschen, die blutverdünnende Medikamente einnehmen, gibt es in der Regel keinen Grund zur Sorge. Zwar wirkt Oleocanthal ähnlich wie entzündungshemmende Schmerzmittel (COX-Hemmer), aber deutlich schwächer. In der normalen Ernährung ist die Wirkung viel zu gering, um Wechselwirkungen mit Medikamenten auszulösen.

Kurz gesagt: Wer Olivenöl in angemessenen Mengen nutzt – etwa zum Kochen, für Salate oder Dips –, kann sich entspannt zurücklehnen. Die Risiken sind verschwindend gering, der Nutzen dagegen überzeugend.

Antioxidantien

Antioxidantien fangen freie Radikale ab, bevor sie die Zellen und Gewebe schädigen können. Freie Radikale entstehen ständig in unserem Stoffwechsel, werden aber in großen Mengen auch durch Stress, ungesunde Ernährung, Rauchen oder Umweltgifte gebildet. Wenn sie überhandnehmen, spricht man von oxidativem Stress, der Entzündungen fördert und viele chronische Krankheiten begünstigt – darunter auch Arthrose.

Antioxidantien gibt es in vielen Formen, und sie ergänzen sich in ihrer Wirkung. Besonders wichtig sind:

- **Vitamin C** – steckt reichlich in Zitrusfrüchten, Paprika, Beeren und Brokkoli. Es ist wasserlöslich und wirkt vor allem im wässrigen Bereich des Körpers, etwa im Blutplasma oder in der Gelenkflüssigkeit. Vitamin C neutralisiert freie Radikale, bevor sie Gewebe angreifen können, und unterstützt den Aufbau von Kollagen, das für stabiles Knorpel- und Bindegewebe unverzichtbar ist.
- **Vitamin E** – findet sich vor allem in Nüssen, Samen und hochwertigen Pflanzenölen wie Sonnenblumen-, Weizenkeim- oder Rapsöl. Da es fettlöslich ist, wirkt es direkt in den Zellmembranen – den äußeren Hüllen der Zellen – und verhindert, dass diese durch oxidativen Stress geschädigt werden. So schützt Vitamin E besonders die Strukturen, die viel Fett enthalten, etwa Nervenzellen oder Gelenkknorpel.
- **Carotinoide** – dazu gehören Beta-Carotin aus Karotten und Kürbis, Lycopin aus Tomaten sowie Lutein aus Spinat und Grünkohl. Diese Farbstoffe geben Gemüse und Obst ihre leuchtenden Gelb-, Orange- und Rottöne. Im Körper werden einige Carotinoide zu Vitamin A umgewandelt, das eine wichtige Rolle für das Immunsystem spielt. Außerdem wirken Carotinoide direkt antioxidativ und können Entzündungen im Gewebe bremsen.

Wer viele verschiedene Antioxidantien zu sich nimmt, baut damit einen mehrschichtigen Schutz gegen stille Entzündungen auf. Denn jede dieser Substanzen wirkt in einem anderen Bereich des Körpers und fängt freie Radikale auf unterschiedliche Weise ab – wie ein eingespieltes Team, das alle Zugänge zum Körpergewebe absichert.

DIE BESTEN LIEFERANTEN FÜR ANTIOXIDANTIEN

Die folgenden Lebensmittel haben einen besonders hohen Antioxidantiengehalt, geordnet nach ihrer antioxidativen Kapazität und ihrer Relevanz für die Arthroseprävention. Die Werte basieren auf dem ORAC-Wert (Oxygen Radical Absorbance Capacity), einem Laborwert, der die Fähigkeit, freie Radikale zu neutralisieren, in Mikromol pro 100 Gramm misst.

1. Beeren

Beeren kombinieren hohe antioxidative Kapazität mit entzündungshemmenden Pflanzenstoffen (Anthocyane, Polyphenole).

1. **Wilde Heidelbeeren:** ca. 9600 ORAC
   sehr reich an Anthocyanen, die den Knorpelabbau hemmen
2. **Schwarze Johannisbeeren:** ca. 7900 ORAC
   hoher Gehalt an Vitamin C und Polyphenolen, gefäßschützend
3. **Brombeeren:** ca. 5300 ORAC
   enthält Ellagsäure, die antioxidativ und zellschützend wirkt
4. **Cranberrys (getrocknet, ungesüßt):** ca. 9000 ORAC
   stark antioxidativ, antibakteriell, entzündungshemmend
5. **Aroniabeeren:** über 16000 ORAC
   Polyphenol- und Anthocyanbomben, extrem entzündungshemmend

2. Gewürze und Kräuter

Diese Stoffe enthalten extrem hohe Antioxidantienmengen auf das Gewicht bezogen – kleine Mengen reichen schon aus.

6. **Kurkuma (Pulver):** ca. 127 000 ORAC
   Kurkumin hemmt zentrale Entzündungsschalter (NF-κB)
7. **Nelken (getrocknet):** ca. 290 000 ORAC
   eine der stärksten Antioxidantienquellen überhaupt
8. **Zimt (Ceylon):** ca. 131 000 ORAC
   antioxidativ, blutzuckerregulierend, entzündungshemmend
9. **Oregano (getrocknet):** ca. 200 000 ORAC
   sehr hohe Polyphenoldichte

3. Gemüse

Gemüse ist besonders relevant für die Arthroseprävention und sollte täglich verzehrt werden. Es enthält viele Vitamine, Carotinoide und Polyphenole.

10. **Grünkohl:** ca. 1770 ORAC
    Vitamin C, K und Carotinoide, Knorpelschutz
11. **Spinat:** ca. 1500 ORAC
    reich an Lutein, Zeaxanthin und Vitamin C
12. **Brokkoli:** ca. 890 ORAC
    enthält Sulforaphan, das die körpereigene Entgiftung aktiviert
13. **Rote Bete:** ca. 1770 ORAC
    Betalaine, die Entzündungsenzyme hemmen und die Durchblutung fördern

4. Obst

In Früchten sind vielfältige Antioxidantien enthalten, daher ist es empfehlenswert, täglich welche zu essen.

14. **Granatapfelkerne:** ca. 10 500 ORAC
    bieten Punicalagine, die den Knorpelabbau und oxidativen Stress hemmen

15. **Kirschen (sauer):** ca. 3300 ORAC
enthalten Anthocyane, die wie natürliche COX-Hemmer wirken
16. **Orangen:** ca. 2100 ORAC
viel Vitamin C und Flavonoide, gefäß- und knorpelschützend

5. Nüsse und Samen

Kerne liefern fettlösliche Antioxidantien.

17. **Walnüsse:** ca. 13 500 ORAC
doppelte Wirkung durch Polyphenole und Omega-3
18. **Pekannüsse:** ca. 17 900 ORAC
sehr hoher Polyphenolgehalt, entzündungshemmend
19. **Mandeln:** ca. 4500 ORAC
Vitamin E für den Schutz der Zellmembran vor Oxidation

RELEVANZ FÜR DIE ARTHROSEPRÄVENTION

- **Sehr hohe Relevanz:** Beeren (täglich), Gewürze/Kräuter (regelmäßig in Speisen), Granatapfel
- **Mittlere Relevanz:** Grünes Blattgemüse, Nüsse/Samen (mehrmals pro Woche)
- **Zusatzquelle:** Andere Obst- und Gemüsesorten als bunte Mischung für die Antioxidantienvielfalt

Polyphenole und Flavonoide

Polyphenole sind wertvolle Pflanzenstoffe, die für uns Menschen gleich in mehrfacher Hinsicht gesund sind. Eine wichtige Untergruppe sind die Flavonoide, die vielen Obst- und Gemüsesorten ihre intensiven Farben und charakteristischen Aromen verleihen. Pflanzen produzieren diese Stoffe, um sich selbst vor schädlichen Einflüssen wie UV-Strahlung, Schädlingen oder Krankheiten zu schützen – und wenn wir sie essen, profitieren auch wir von dieser Wirkung.

Polyphenole und Flavonoide wirken stark antioxidativ und entzündungshemmend. Im Körper blockieren Polyphenole und Flavonoide bestimmte Enzyme wie COX (Cyclooxygenase) und LOX (Lipoxygenase). Diese steuern die Bildung von Botenstoffen, die Entzündungen anheizen. Zusätzlich senken Polyphenole die Freisetzung von Zytokinen, also Signalstoffen, die bei chronischen Entzündungen oft dauerhaft in zu hoher Menge vorkommen.

Diese Pflanzenstoffe fördern aber auch die Gesundheit der Blutgefäße. Sie halten die Gefäßwände elastisch, verbessern die Durchblutung und unterstützen so die optimale Versorgung der Gewebe mit Sauerstoff und Nährstoffen. Das ist besonders für Gelenke wichtig, da sie nicht direkt durchblutet werden, sondern auf eine gute Versorgung über die Gelenkflüssigkeit angewiesen sind.

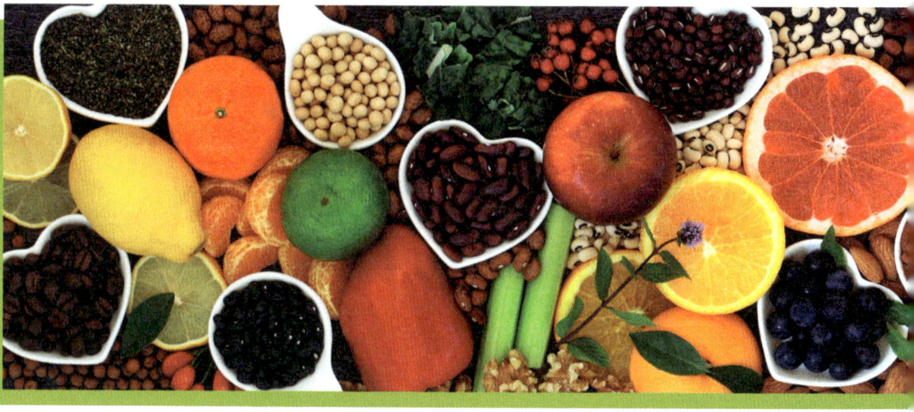

DIE BESTEN LIEFERANTEN für Polyphenole und Flavonoide

In den folgenden Lebensmitteln finden sich Polyphenole und Flavonoide in großer Menge. Die Angaben beziehen sich jeweils auf 100 Gramm, wenn nicht anders angegeben. Die Reihenfolge gibt die Relevanz in der Arthroseprävention wider.

1. Gewürze und Kräuter

Gewürze haben eine extrem hohe Konzentration pro Gewichtseinheit. Wenn Sie sie täglich in kleinen Mengen nutzen, schmeckt Ihr Essen nicht nur interessanter, Sie sorgen auch für eine gute Nährstoffversorgung.

1. **Nelken (getrocknet):** ca. 15 000–20 000 mg
   sehr starke antioxidative Wirkung, hemmt Entzündungsenzyme
2. **Oregano (getrocknet):** ca. 11 000 mg
   reich an Rosmarinsäure, entzündungshemmend
3. **Kakaopulver (ungesüßt):** ca. 3400 mg
   enthält Epicatechine, die die Gefäßgesundheit fördern und Entzündungen hemmen
4. **Zimt (Ceylon):** ca. 2000–2500 mg
   Polyphenole, blutzuckerregulierende Wirkung

2. Beeren und Früchte

Obst hat einen hohen Polyphenolgehalt und enthält Anthocyane, die ideal für den Gelenkschutz sind.

5. **Aroniabeeren:** ca. 2000–2500 mg
   extrem anthocyanreich, hemmt Knorpelabbau
6. **Schwarze Johannisbeeren:** ca. 1500–2000 mg
   Vitamin C und Anthocyane für antioxidativen Doppeleffekt
7. **Blaubeeren (wild):** ca. 800–1000 mg
   verbessern die Mikrozirkulation im Gelenk
8. **Kirschen (sauer):** ca. 500–800 mg
   enthalten Anthocyane, die wie natürliche COX-Hemmer wirken

9. **Granatapfelkerne:** ca. 250–300 mg
   bieten Punicalagine, die entzündliche Enzyme hemmen

3. Getränke

Flüssiges ist eine gute Alltagsquelle für eine kontinuierliche Aufnahme von guten Nährstoffen.

10. **Grüner Tee:** ca. 120–200 mg/Tasse
    enthält viele Catechine (EGCG), die NF-κB und COX-2 hemmen
11. **Rotwein:** ca. 200–300 mg/150 ml (Tageshöchstmenge)
    Resveratrol und Flavonoide wirken gefäßschützend und antioxidativ

4. Gemüse und Hülsenfrüchte

Der Gehalt an Polyphenolen und Flavonoiden ist zwar niedriger, durch die größere täglich aufnehmbare Menge sind diese Lebensmittel dennoch wertvoll.

12. **Rote Zwiebeln:** ca. 200–250 mg
    Quercetin wirkt stark entzündungshemmend
13. **Grünkohl:** ca. 150–200 mg
    Kaempferol und Quercetin sind knorpelschützend
14. **Schwarze Bohnen:** ca. 150 mg
    Anthocyane und Ballaststoffe für die Darmgesundheit

RELEVANZ FÜR DIE ARTHROSEPRÄVENTION

- **Sehr hohe Relevanz:** Aroniabeeren, schwarze Johannisbeeren, wilde Heidelbeeren, Kirschen, Granatapfel, Grüner Tee, Gewürze (Nelken, Oregano, Kurkuma)
- **Mittlere Relevanz:** Gemüse mit hohem Quercetingehalt, Kakaopulver, Rotwein in moderaten Mengen
- **Grundversorgung:** Alle farbintensiven Obst- und Gemüsesorten als tägliche Mischung

Sekundäre Pflanzenstoffe aus Kreuzblütlern

Kreuzblütler sind eine Pflanzenfamilie, zu der viele gesunde Gemüsesorten gehören – darunter Brokkoli, Rosenkohl, Blumenkohl, Kohlrabi, Radieschen, Rucola und Senfblätter. Sie sind nicht nur reich an Vitaminen und Mineralstoffen, sondern enthalten auch besondere Schutzstoffe, die es so in keiner anderen Pflanzenfamilie gibt.

Dazu gehört zum Beispiel das Sulforaphan, das vor allem in Brokkoli und Brokkolisprossen vorkommt. Ebenso wichtig sind die anderen sogenannten Senföle (Glucosinolate bzw. Isothiocyanate), die für den leicht scharfen Geschmack von Radieschen, Rucola oder Kresse verantwortlich sind. Diese Stoffe werden im Körper aktiv, sobald man das Gemüse zerkaut oder klein schneidet – dann entstehen aus den inaktiven Vorstufen die wirksamen Senföle.

Diese Senföle, besonders Sulforaphan, aktivieren körpereigene Entgiftungsenzyme. Das hilft dabei, Stoffwechselprodukte und Umweltgifte schneller unschädlich zu machen und aus dem Körper zu transportieren. Gleichzeitig blockieren Isothiocyanate Gene, die Entzündungsprozesse ankurbeln. Indem diese »Schalter« nicht aktiviert werden, läuft das Entzündungsgeschehen auf niedrigerem Niveau ab.

Studien zeigen, dass Senföle antioxidativ wirken, also freie Radikale neutralisieren, und sogar bestimmte Enzyme in den Gelenken hemmen können, die am Abbau von Knorpelgewebe beteiligt sind. Für Menschen mit chronischen Entzündungen, etwa bei Arthrose, kann der regelmäßige Verzehr von Kreuzblütlern deshalb einen spürbaren Unterschied machen.

Am meisten profitieren Sie von diesen Stoffen, wenn Sie das Gemüse schonend zubereiten – also eher leicht dämpfen statt weich kochen. Wer Brokkoli oder Rosenkohl gern roh als knackige Beilage isst, erhält die volle Ladung der hitzeempfindlichen Wirkstoffe.

DIE BESTEN LIEFERANTEN für Glucosinolate/Sulforaphan

Glucosinolate stecken in Kohlgemüse. Der Körper kann daraus Sulforaphan bilden. Das ist ein Pflanzenstoff, der Ihre Zellen schützt und Entzündungen lindern kann. Die Mengen schwanken je nach Sorte, Jahreszeit und Zubereitung. Die nachfolgenden Angaben beziehen sich auf 100 Gramm des frischen Lebensmittels. Es sind aber immer nur grobe Richtwerte.

So holen Sie mehr heraus:

- **Kurz garen statt weich kochen:** Beim Dämpfen oder Schwenken im Wok bleibt das Gemüse bissfest und voller Nährstoffe.
- **Nach dem Schneiden kurz warten:** Lassen Sie das Gemüse noch etwa fünf Minuten stehen. Auf diese weise entsteht mehr Sulforaphan.
- **Enzymtrick:** Wurde das Gemüse bereits stark erhitzt? Geben Sie etwas Rohes dazu (Brokkolisprossen, Rucola, etwas frisch geriebenen Meerrettich oder Senfsamen). Das liefert das nötige Enzym nach.
- **Frisch ist besser:** Lange Lagerung senkt den Gehalt.

1. Brokkolisprossen

Die Sprossen des Brokkoli besitzen die maximale Konzentration der Wirkstoffe – mehrfach höher als im reifen Brokkoli –, aktivieren stark Entgiftungsenzyme und hemmen Entzündungsherde. Daher sind sie Meister beim Knorpelschutz.

- **Gehalt:** ca. 100–400 mg
- **Tipp:** Möglichst roh verwenden.

2. Brokkoli (roh oder leicht gedämpft)

Das Gemüse ist ein guter Alltagslieferant von Sulforaphan. Garen Sie es am besten schonend, um Wirkstoffe zu erhalten.

- **Gehalt:** ca. 20–150 mg
- **Tipp:** In Röschen schneiden, 3–5 Minuten dämpfen.

3. Rosenkohl

Das Gemüse ist besonders reich an Indol-3-Carbinol, das entzündungshemmend und hormonmodulierend wirkt.

- **Gehalt:** ca. 90–200 mg
- **Tipp:** Halbieren und kurz im Ofen rösten oder dämpfen.

4. Kohlrabi

Kohlrabi hat einen milden Geschmack, ist auch roh verzehrbar und liefert antioxidative und immunmodulierende Stoffe.

- **Gehalt:** ca. 20–70 mg
- **Tipp:** Als Sticks, auf Brot oder kurz im Wok.

5. Blumenkohl

Das Gemüse ist vielseitig einsetzbar und liefert Sulforaphan-Vorstufen.

- **Gehalt:** ca. 50–100 mg
- **Tipp:** Nur bissfest garen.

6. Radieschen

Die kleinen Rettiche sind reich an Senfölen, wirken antibakteriell und entzündungshemmend.

- **Gehalt:** ca. 10–50 mg
- **Tipp:** Am besten roh im Salat oder als Snack.

7. Rucola

Die Blätter sind reich an Nitrat (gefäßweitend) und Senfölen. Genießen Sie sie als Rohkostbeilage.

- **Gehalt:** ca. 20–100 mg
- **Tipp:** Roh als Beilage, auf Pizza und Pasta (erst nach dem Garen dazugeben).

8. Chinakohl/Pak Choi

Diese geschmacklich milde Quelle von Glucosinolaten ist gut mit anderen Kreuzblütlern kombinierbar.

- **Gehalt:** ca. 20–60 mg
- **Tipp:** Kurz im Wok schwenken oder dämpfen, knackig lassen.

9. Weißkohl/Rotkohl

Die Kohlsorten liefern zwar weniger Sulforaphan, dafür viele andere Antioxidantien (z. B. Anthocyane im Rotkohl).

- **Gehalt:** ca. 20–80 mg
- **Tipp:** Fein hobeln und als Rohkost (z. B. Krautsalat) essen oder kurz garen.

RELEVANZ FÜR DIE ARTHROSEPRÄVENTION

- **Sehr hoch:** Brokkolisprossen, Brokkoli, Rosenkohl
- **Hoch:** Kohlrabi, Blumenkohl, Radieschen
- **Mittel:** Rucola, Pak Choi, Weiß- und Rotkohl

Kurkumin und Gingerole

Kurkuma und Ingwer gehören zu den ältesten Heilpflanzen der Welt und werden seit Jahrtausenden in der traditionellen indischen und asiatischen Medizin eingesetzt. Beide sind nicht nur aromatische Küchengewürze, sondern enthalten hochwirksame Inhaltsstoffe, die nachweislich entzündungshemmend wirken.

Der wichtigste Wirkstoff in Kurkuma ist Kurkumin. Er verleiht der Knolle ihre leuchtend gelbe Farbe und zählt zu den stärksten pflanzlichen Entzündungshemmern. In Ingwer finden sich vor allem Gingerole (und bei getrocknetem Ingwer Shogaole), die für die angenehme Schärfe verantwortlich sind und eine heilende Wirkung haben.

Sowohl Kurkumin als auch Gingerole wirken direkt auf den NF-κB – einen »Entzündungsschalter« im Körper. Ist dieser dauerhaft aktiv, entstehen chronische Entzündungen, wie sie bei Arthritis, Arthrose und vielen anderen Erkrankungen vorkommen. Indem Kurkumin und Gingerole den Transkriptionsfaktor hemmen, wird die Ausschüttung entzündungsfördernder Botenstoffe deutlich reduziert.

Darüber hinaus wirken beide Stoffe abschwellend und können leichte Schmerzen lindern – ähnlich wie milde Schmerzmittel, jedoch ohne deren typische Nebenwirkungen. Viele Menschen berichten, dass ein regelmäßiger Verzehr von Ingwer oder Kurkuma Gelenksteifheit verringern und die Beweglichkeit verbessern kann.

Ein weiterer Vorteil: Kurkumin und Gingerole verstärken die Wirkung anderer Antioxidantien. Das bedeutet, dass sie nicht nur selbst freie Radikale unschädlich machen, sondern auch den Schutzschild aus Vitamin C, Vitamin E und anderen Pflanzenstoffen verstärken.

Damit Kurkumin optimal aufgenommen wird, empfiehlt es sich, Kurkuma immer zusammen mit etwas Fett und schwarzem Pfeffer zu verwenden. Das im Pfeffer enthaltene Piperin kann die Bioverfügbarkeit von Kurkumin um ein Vielfaches erhöhen. Ingwer kann frisch gerieben in Speisen, als Tee oder in Smoothies verarbeitet werden – so entfaltet er seine volle Wirkung.

DIE BESTEN LIEFERANTEN für Kurkumin und Gingerole

Die besten Lieferanten sind natürlich Kurkuma und Ingwer. Die Wertigkeit variiert allerdings je nach Zubereitung.

1. Kurkumawurzel (frisch)

Kurkumin hemmt den Entzündungsschalter NF-κB, reduziert entzündungsfördernde Zytokine und wirkt stark antioxidativ. Nutzen Sie Kurkuma in Kombination mit schwarzem Pfeffer (Piperin) und Fett für eine optimale Aufnahme.

- **Gehalt an Kurkumin:** ca. 3–5 % (300–500 mg pro 10 g)

2. Kurkumapulver (getrocknet, gemahlen)

Das Pulver hat eine höhere Wirkstoffdichte pro Gramm als die frische Wurzel und ist vielseitig einsetzbar, z. B. in Currys, Smoothies oder »Golden Milk«.

- **Gehalt an Kurkumin:** ca. 3–5 %

3. Ingwerwurzel (frisch)

Gingerole hemmen COX- und LOX-Enzyme, wirken abschwellend, schmerzlindernd und regen die Durchblutung an.

- **Gehalt an Gingerolen:** ca. 1–3 % (100–300 mg pro 10 g)

4. Ingwerpulver (getrocknet, gemahlen)

Das Pulver ist etwas schärfer im Geschmack als frischer Ingwer. Die Wirkung ist stärker, weil die Gingerole in Shogaole umgewandelt werden, die ebenfalls entzündungshemmend wirken.

- **Gehalt an Gingerolen/Shogaolen:** ca. 2–4 %

5. Ingwertee (frisch aufgebrüht)

Ein Tee aus Ingwer ist wohltuend und wärmend. Er unterstützt eine entzündungshemmende Ernährung, hat aber nur eine geringe Wirkstoffkonzentration.

- **Gehalt an Gingerolen:** variabel, meist deutlich geringer als bei direktem Verzehr, abhängig von Ziehzeit und Menge

RELEVANZ FÜR DIE ARTHROSEPRÄVENTION

- **Sehr hoch:** Kurkumawurzel (frisch und Pulver) – direkte Wirkung auf Entzündungskaskaden, sehr gute antioxidative Aktivität
- **Hoch:** Ingwer (frisch und Pulver) – entzündungshemmend, abschwellend, schmerzlindernd
- **Mittel:** Ingwertee – ergänzend, aber weniger Wirkstoffgehalt

Ballaststoffe

Ballaststoffe sind Pflanzenbestandteile, die unser Körper nicht verdauen kann. Lange galten sie als Füllstoff ohne besondere Funktion. Heute wissen wir jedoch, dass sie die Darmflora ernähren und Entzündungen im ganzen Körper positiv beeinflussen können. Wenn wir Ballaststoffe essen, gelangen diese unverdaut in den Dickdarm. Dort dienen sie als Futter für unsere guten Darmbakterien.

Diese Bakterien verarbeiten die Ballaststoffe und stellen daraus kurzkettige Fettsäuren her, allen voran Butyrat (auch Buttersäure genannt). Die ist ein wahres Multitalent: Butyrat ist die wichtigste Energiequelle für die Zellen der Darmschleimhaut, stärkt deren Schutzbarriere und verhindert, dass Schadstoffe oder Krankheitserreger ins Blut gelangen. Eine gesunde Darmbarriere ist entscheidend, um stille, dauerhafte Entzündungen im Körper zu vermeiden.

Doch der Effekt von Butyrat geht noch weiter: Es wirkt entzündungshemmend, nicht nur lokal im Darm, sondern auch systemisch, also im gesamten Körper. Es beeinflusst das Immunsystem so, dass überschießende Entzündungsreaktionen gebremst werden. Studien zeigen, dass Menschen mit ballaststoffreicher Ernährung oft niedrigere Entzündungsmarker im Blut haben und seltener an chronischen Erkrankungen leiden.

Wer seine Ballaststoffzufuhr erhöhen möchte, sollte dies am besten schrittweise tun, damit sich der Darm anpassen kann. Gleichzeitig ist es wichtig, ausreichend zu trinken, damit die Ballaststoffe quellen können und ihre positive Wirkung voll entfalten.

DIE BESTEN BALLASTSTOFF-LIEFERANTEN

Die folgenden Lebensmittel haben einen außergewöhnlich hohen Ballaststoffgehalt. Sie können sie teilweise pur in Wasser aufgelöst zu sich nehmen oder Ihren Speisen zufügen. Der Gehalt bezieht sich jeweils auf 100 Gramm.

1. Flohsamenschalen (Psyllium Husk)

Flohsamenschalen enthalten extrem viele Ballaststoffe, besonders lösliche. Daher wirken sie stark präbiotisch, unterstützen die Darmgesundheit und reduzieren Entzündungen. Trinken Sie reichlich Wasser, wenn Sie sie einnehmen.

- **Gehalt:** ca. 85 g

2. Chiasamen

Chiasamen enthalten lösliche und unlösliche Ballaststoffe sowie Omega-3-Fettsäuren und wirken somit doppelt entzündungshemmend.

- **Gehalt:** ca. 34–38 g

3. Leinsamen (geschrotet)

Leinsamen liefern neben Ballaststoffen Alpha-Linolensäure (Omega-3) und Lignane mit antioxidativer Wirkung.

- **Gehalt:** ca. 27–35 g

4. Kichererbsen (getrocknet)

Die Kombination aus Ballaststoffen, pflanzlichem Eiweiß und Mineralstoffen unterstützt stabile Blutzuckerwerte.

- **Gehalt:** ca. 17 g (gekocht ca. 7–8 g)

5. Linsen (rot/grün/braun, getrocknet)

Linsen haben eine sehr gute präbiotische Wirkung und fördern die Butyratproduktion im Darm.

- **Gehalt:** ca. 15–17 g (gekocht ca. 7 g)

6. Schwarze Bohnen (getrocknet)

Die Hülsenfrüchte liefern Anthocyane zusätzlich zu den Ballaststoffen.

- **Gehalt:** ca. 15 g (gekocht ca. 8 g)

7. Haferkleie

Hafer ist reich an Beta-Glucanen, die Cholesterin senken und entzündungshemmend wirken.

- **Gehalt:** ca. 15 g

8. Mandeln

Mandeln sind ein wertvoller Snack, liefern zusätzlich Vitamin E (antioxidativ) und gesunde Fette.

- **Gehalt:** ca. 12 g

9. Gemüse

Bestimmte Gemüsesorten sind ballaststoffreich, unterstützen somit die Darmgesundheit und liefern zusätzlich viele Antioxidantien.

- **Gehalt:** Rosenkohl ca. 4,1 g, Brokkoli ca. 3,3 g, Karotten ca. 2,8 g

RELEVANZ FÜR DIE ARTHROSEPRÄVENTION

- **Sehr hoch:** Flohsamenschalen, Chiasamen, Leinsamen – maximale präbiotische Wirkung, entzündungshemmend
- **Hoch:** Hülsenfrüchte, Haferkleie – stabile Blutzuckerwerte, Darmbarriereschutz
- **Mittel:** Nüsse, ballaststoffreiches Gemüse – als tägliche Basis

Probiotische Kulturen

Probiotische Kulturen sind lebende Mikroorganismen – vor allem Milchsäurebakterien und Hefen. Sie kommen in fermentierten Lebensmitteln wie Naturjoghurt, Kefir, Sauerkraut, Kimchi oder der japanischen Würzpaste Miso vor.

Ihr wichtigster Wirkungsbereich ist der Darm. Dort leben Milliarden von Bakterien, die zusammen das Mikrobiom bilden. Dieses sensible Ökosystem beeinflusst nicht nur unsere Verdauung, sondern auch unser Immunsystem und sogar die Entstehung von Entzündungen. Probiotische Kulturen können helfen, die Balance im Darm wiederherzustellen – zum Beispiel nach Antibiotikatherapien, einseitiger Ernährung oder langanhaltendem Stress.

Eine gesunde Darmflora wirkt wie eine Schutzbarriere gegen Krankheitserreger. Sie sorgt dafür, dass sich »gute« Bakterien durchsetzen und »schlechte« Keime verdrängt werden. Dadurch werden entzündungsfördernde Reize im Darm verringert.

Probiotische Kulturen können sogar »Leaky Gut«-bedingte Entzündungsreaktionen reduzieren. »Leaky Gut« bedeutet übersetzt »durchlässiger Darm«. Dabei ist die Darmschleimhaut geschwächt, sodass winzige Lücken entstehen. Durch diese können unverdaute Nahrungsbestandteile oder Bakteriengifte ins Blut gelangen, was das Immunsystem in Alarmbereitschaft versetzt und Entzündungen im ganzen Körper auslöst. Probiotische Bakterien stärken die Schleimhautbarriere, unterstützen die Bildung von schützenden Schleimstoffen und fördern die Regeneration der Darmwand.

Um die positiven Effekte von Probiotika zu unterstützen, ist es sinnvoll, sie mit präbiotischen Lebensmitteln zu kombinieren – also Nahrungsmitteln, die die »guten« Bakterien füttern, wie Ballaststoffe aus Vollkornprodukten, Gemüse oder Hülsenfrüchten. So können die zugeführten Kulturen nicht nur den Darm besiedeln, sondern sich auch dauerhaft dort wohlfühlen.

DIE BESTEN LIEFERANTEN für probiotische Kulturen

Ich habe in dieser Liste die Sortierung der probiotischen Kulturen nach der CFU vorgenommen. Das sind die Kolonie-bildenden Einheiten pro Portion, eine Größe, die der Bestimmung des Gehalts an Mikroorganismen im Labor dient.

1. Joghurt (natur, unpasteurisiert, mit aktiven Kulturen)

Joghurt ist gut verträglich, liefert Lactobacillus- und Bifidobakterienstämme und fördert so gezielt eine entzündungshemmende Darmflora.

- **Gehalt:** ca. 100 Mio.–10 Mrd. CFU/Portion (150 g) – abhängig von Hersteller und Fermentationszeit

2. Kefir (Milchkefir)

Kefir enthält besonders viele unterschiedliche Bakterien- und Hefestämme, die die Darmbarriere und die Immunmodulation unterstützen.

- **Gehalt:** ca. 10–20 Mrd. CFU/Portion (150 ml)

3. Sauerkraut (roh, nicht pasteurisiert)

Fermentierter Weiß- oder Spitzkohl ist zusätzlich reich an Vitamin C und Ballaststoffen, wirkt entzündungshemmend und antioxidativ.

- **Gehalt:** ca. 1–10 Mrd. CFU/Portion (100 g)

4. Kimchi (traditionell, nicht pasteurisiert)

Das fermentierte Gemüse, das meist aus Chinakohl und Gewürzen besteht, liefert Milchsäurebakterien und sekundäre Pflanzenstoffe aus Kreuzblütlern.

- **Gehalt:** ca. 1–5 Mrd. CFU/Portion (100 g)

5. Miso (traditionell fermentierte Sojabohnenpaste)

Miso enthält probiotische Bakterien und Isoflavone, wirkt antioxidativ und hormonmodulierend.

- **Gehalt:** ca. 1–3 Mrd. CFU/Portion (20 g)

6. Tempeh (nicht pasteurisiert)

Das fermentierte Sojaprodukt liefert probiotische Hefen und Pilze (Rhizopus-Arten) sowie viel pflanzliches Eiweiß.

- **Gehalt:** ca. 1–2 Mrd. CFU/Portion (100 g)

7. Kombucha (roh, nicht pasteurisiert)

Kombucha ist ein fermentierter Tee mit Bakterien- und Hefekulturen. Er wirkt antioxidativ, achten Sie bei Fertigprodukten aber auf einen niedrigen Zuckergehalt.

- **Gehalt:** ca. 1–2 Mrd. CFU/Portion (250 ml)

8. Fermentiertes Gemüse (roh, nicht pasteurisiert)

Milchsauer eingelegtes Gemüse, z. B. Gurken, Karotten, Rote Bete, liefert zusätzlich sekundäre Pflanzenstoffe und Ballaststoffe.

- **Gehalt:** ca. 500 Mio.–2 Mrd. CFU/Portion (100 g)

RELEVANZ FÜR DIE ARTHROSEPRÄVENTION

- **Sehr hoch:** Naturjoghurt, Kefir, rohes Sauerkraut – beste Mischung aus hohen Bakterienzahlen, guter Verträglichkeit und weiteren antientzündlichen Nährstoffen
- **Hoch:** Kimchi, Miso – Kombination aus Probiotika und antioxidativen Pflanzenstoffen
- **Mittel:** Tempeh, Kombucha, andere fermentierte Gemüse

DIESE LEBENSMITTEL SOLLTEN SIE REDUZIEREN

Wenn es Lebensmittel gibt, die sich günstig auf unseren Körper auswirken, gibt es natürlich auch die ungünstigen Lebensmittel. Die meisten Vertreter der ungesunden Zunft werden Sie mit Sicherheit selbst aufzählen können und verdrehen schon die Augen. Es geht mir aber gar nicht um Verbote, sondern vielmehr um Bewusstsein und einen maßvollen Genuss.

Zucker

Zucker begleitet uns seit Kindertagen als Energiespender und Belohnung: ein Stück Traubenzucker vor der Klassenarbeit, der Schokoriegel gegen das Nachmittagstief und die Limo als kleiner Genuss. Doch hinter dem kurzen Energieschub verbirgt sich eine biochemische Langzeitfalle für unsere Gelenke. Wer an Arthrose leidet oder ihr vorbeugen will, sollte wissen, was eine ständige Zuckerflut im Körper anrichtet.

Ist der Blutzuckerspiegel dauerhaft erhöht, kommt es zu einer sogenannten Glykation. Dabei verliert das Bindegewebe seine Elastizität. Ein Gelenkknorpel, der einmal elastisch war, wird spröde. Wenn Sie nun eine Treppe hinuntergehen, können die federnden Bewegungen bewirken, dass der Knorpel plötzlich feine Risse bekommt.

Als wäre das nicht genug, werden auch noch entzündungsfördernde Botenstoffe freigesetzt, die den Knorpel abbauen. Auf diese Weise treibt Zucker ein doppeltes Spiel: Er macht das Gewebe steifer und beschleunigt gleichzeitig seinen Abbau. Menschen mit Diabetes, die dauerhaft erhöhte Blutzuckerwerte haben, kennen dieses Problem besonders gut. Bei ihnen finden Ärzte auffallend häufig frühzeitige Knorpelschäden.

Doch auch wer (noch) keinen Diabetes hat, kann in die Zuckerfalle tappen. Softdrinks, Fruchtjoghurts, Müsliriegel oder Ketchup enthalten meist mehr Saccharose oder Maissirup, als die Geschmacksknospen vermuten lassen. Der Körper reagiert darauf mit Blutzuckerspitzen, die von einem steilen Absturz gefolgt werden, was prompt neues Verlangen nach Süßem erzeugt. Nebenbei summieren sich leere Kalorien. Jedes zusätzliche Kilo Körperfett belastet die Gelenke beim Gehen mit dem Vierfachen des Gewichts.

Aber schon kleine Veränderungen haben Wirkung. Ich empfehle meinen Patienten und Patientinnen, bei jedem Einkauf die Inhaltsangaben von einem Produkt zu lesen. So erarbeiten sie sich innerhalb weniger Wochen einen Zuckerdetektor, der ihnen hilft, überzuckerte Lebensmittel zu meiden.

Zuckerfallen aus dem Alltag:

- **Softdrinks und Eistee:** Eine Halbliterflasche enthält bis zu 18 Stück Würfelzucker.
- **Fruchtjoghurt, Ketchup, Fertigsalate:** Süß, ohne danach zu schmecken.
- **Müsliriegel und Fruchtschnitten:** Sportlich verpackt, aber mit bis zu 40% Zucker.

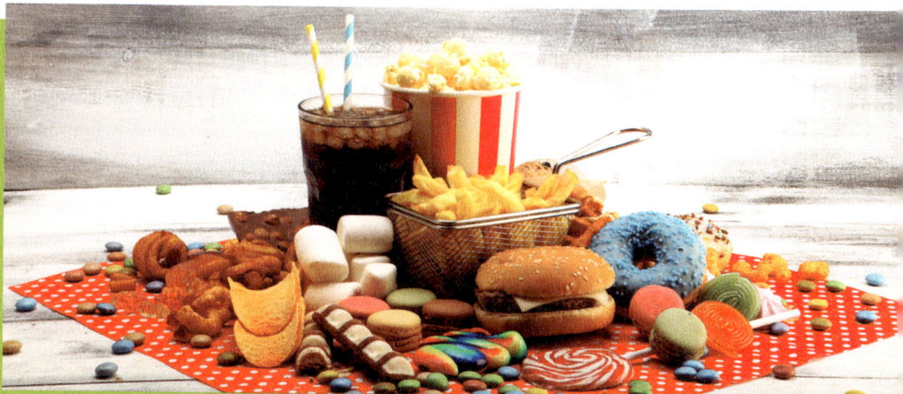

Süß ohne Reue – geht das?

Statt Zucker:	… bringt:
Frisches Obst (Beeren, Apfel, Pfirsich)	Ballaststoffe bremsen den Blutzuckeranstieg.
Gewürze (Zimt, Vanille, Kardamom)	Unterdrücken Süßhunger, geben Aroma.
Bitterstoffe (Rucola, Grapefruit, Chicorée)	Dämpfen Heißhungerattacken auf Süßes.
Hausgemachte Getränke (z. B. Wasser mit Minze und Zitrone)	Null Zucker, volle Erfrischung.
85 %ige Schokolade (in kleinen Mengen)	Weniger Zucker, reich an Polyphenolen.

Selbstcheck: Bin ich im Zuckerlot?

Beantworten Sie die folgenden Fragen ehrlich mit Ja oder Nein:	
Brauche ich täglich Süßes, um »durchzuhalten«?	
Fühle ich mich nach zuckerreichen Mahlzeiten oft müde oder fröstelnd?	
Habe ich Hautprobleme (Akne, fahler Teint) oder häufig Zahnkaries?	
Zeigt die Waage in den letzten Monaten einen deutlichen Trend nach oben?	
Liegen bei mir (Prä-)Diabetes, Bluthochdruck oder erhöhte Blutfette vor?	
Leide ich unter Gelenkschmerzen, die sich nach zuckerhaltigen Mahlzeiten verstärken?	

Mehr als zwei Mal Ja?

Dann lohnt es sich, den Zuckerkonsum vier Wochen lang bewusst zu halbieren – und auf die Gelenke zu lauschen. Viele meiner Patientinnen und Patienten berichten bereits nach zwei Wochen von weniger Morgensteifheit.

FÜNF ALLTAGSTAUGLICHE TIPPS

Etiketten-Challenge

Lesen Sie sich im Supermarkt die Zutatenlisten durch. Wählen Sie bei jedem Einkauf zwei Produkte dafür aus.
Achtung: Zucker lauert hinter 60 Tarnnamen (Glukosesirup, Maltodextrin, Saccharose …). Eine Liste finden Sie online im Zusatzmaterial unter www.bit.ly/3WPQW3t.

15-Gramm-Grenze

Lassen Sie Produkte mit mehr als 15 g Zucker pro 100 g im Regal stehen.

Meal-Prep statt Fertiggericht

Wenn Sie selbst kochen, kontrollieren Sie den Zuckerlöffel – nicht die Industrie.

Blutzucker in Bewegung bringen

Ein flotter 10-Minuten-Spaziergang nach dem Essen senkt den Post-Meal-Blutzucker merklich.

Stressmanagement

Cortisol schraubt den Blutzucker hoch – Atemübungen oder Yoga helfen, die biochemische Zuckersirene leiser zu drehen.

Milch

Wenn ich in meiner Praxis mit Menschen spreche, die unter Arthrose oder anderen chronischen Gelenksbeschwerden leiden, kommt eine Frage immer wieder auf: »Ist Milch wirklich so schlecht für die Gelenke?« Die Diskussion um Milch ist nicht neu, aber sie wird in den letzten Jahren intensiver geführt – und das aus gutem Grund.

Als Kind musste ich jeden Tag ein großes Glas Milch trinken. Das sei gut für die Knochen, hörte ich zu Hause, und auch in der Schule wurden wir ermahnt, genug Milch zu trinken. Sie galt als gesund und unverzichtbar, gerade in der Wachstumsphase. Aus heutiger Sicht muss ich jedoch sagen, dass Milch längst nicht das Allheilmittel ist, als das sie mir früher verkauft wurde.

Zwar enthält sie Kalzium, das grundsätzlich wichtig für die Knochengesundheit ist. Aber es sagt wenig aus, ein Lebensmittel auf seinen Nährstoffgehalt zu reduzieren. Die Frage ist: Wie wirkt Milch im Körper? Und was macht sie mit dem Darm, dem Immunsystem und letztlich mit den Gelenken?

A1 ODER A2? Wie unterschiedlich Milch im Körper wirkt

Wussten Sie, dass es alte Milchsorten gibt? Auf den ersten Blick sieht Milch immer gleich aus: weiß, cremig, vertraut. Doch die Zusammensetzung kann sich deutlich unterscheiden. Besonders wichtig sind zwei Typen von Milchprotein: das A1- und das A2-Kasein. Das Erstgenannte kommt vor allem in der Milch moderner Hochleistungsrassen wie der Holstein-Kuh vor. A2-Kasein dagegen stammt von älteren Rinderrassen wie der Jersey-Kuh und ähnelt in seiner Zusammensetzung der Muttermilch.

Warum ist das wichtig? Weil viele Menschen das A1-Kasein nicht vollständig verdauen können. Ihnen fehlt dazu ein bestimmtes Enzym, was zu Unverträglichkeiten und stillen Entzündungen führt. Und das hat Auswirkungen auf den Knorpel.

Denn wenn der Darm durch solche Reize überlastet wird, kann es zu einer Durchlässigkeit der Darmwand kommen. Man spricht von einem »Leaky Gut«. Die Schutzbarriere des Darms funktioniert nicht mehr richtig, und Stoffe, die dort nicht hingehören, zum Beispiel Toxine, entzündungsfördernde Eiweißbruchstücke oder Reste unvollständig verdauter Nahrung, gelangen in den Blutkreislauf. Sie verteilen sich im Körper, unter anderem in den Gelenken, wo sie Entzündungen begünstigen oder bestehende Beschwerden verstärken. Wenn Sie unter Arthrose leiden, sollten Sie diesen Zusammenhang keinesfalls unterschätzen. Auch wenn er auf den ersten Blick indirekt erscheint, hat er spürbare Auswirkungen auf den Körper.

WAS BEDEUTET DAS NUN FÜR SIE?

Meinen Patienten und Patientinnen empfehle ich meist, den Konsum von Kuhmilch deutlich zu reduzieren – ganz besonders, wenn sie Gelenkserkrankungen oder Darmprobleme haben.

Vielleicht geht es Ihnen ja wie vielen Menschen: Milch können Sie gut weglassen, aber Käse würde Ihnen schon fehlen. Das kann ich verstehen. Auch für mich rundet Käse den Geschmack vieler Gerichte ab. Wenn Sie also nicht darauf verzichten möchten, empfehle ich, auf Produkte aus Schaf- oder Ziegenmilch umzusteigen. Diese enthalten andere Eiweißstrukturen und werden von vielen besser vertragen. Zudem sind fermentierte Milchprodukte wie Joghurt oder Kefir oft bekömmlicher als pure Milch, da sie bereits durch Gärprozesse verändert wurden.

Und für die nächste Grillfeier empfehle ich Ihnen: Zucchini gefüllt mit Ziegen-Feta – lecker!

ALTERNATIVEN ZUR KUHMILCH: WAS PFLANZEN ZU BIETEN HABEN

Wer ganz auf Milchprodukte verzichten möchte, findet in der pflanzlichen Welt zahlreiche Möglichkeiten, sich gut mit Kalzium zu versorgen. Brokkoli, Grünkohl, Sesam, Mandeln oder auch mineralstoffreiches Wasser liefern dem Körper nicht nur Kalzium, sondern auch viele sekundäre Pflanzenstoffe, die entzündungshemmend wirken.

Ein gesunder Darm, ein stabiles Immunsystem und eine ausgewogene Ernährung sind für mich die Basis jeder erfolgreichen Arthrosebehandlung. Und in diesem Zusammenhang ist Milch eben nicht immer hilfreich – manchmal sogar ein versteckter Störfaktor.

Was kann ich statt Kuhmilch und Käse essen?

Pflanzliche Kalziumquellen (gut für Gelenke und Darm):

- Brokkoli
- Grünkohl
- Rucola
- Sesam (besonders als Sesammus/Tahin)
- Mandeln und Mandelmus
- Chiasamen
- Mineralwasser mit hohem Kalziumgehalt
- pflanzliche Drinks mit Kalziumzusatz (z. B. Hafer-, Mandel- oder Sojadrinks)

Tierische Alternativen, die oft besser verträglich sind:

- Käse aus Ziegen- oder Schafmilch
- fermentierte Milchprodukte wie Joghurt oder Kefir (am besten aus A2-Milch)

Tipps für den Alltag

- Probieren Sie sich durch verschiedene pflanzliche Drinks. Viele kommen inzwischen geschmacklich sehr nah an klassische Milch heran.
- Achten Sie bei pflanzlichen Alternativen auf Kalziumzusatz und wenig Zucker.

Selbstcheck: Vertrage ich Milchprodukte gut, oder sollte ich sie meiden?

Beantworten Sie die folgenden Fragen ehrlich mit Ja oder Nein:

Habe ich oft Blähungen, Bauchschmerzen oder Völlegefühl nach dem Konsum von Milch?

Leide ich unter chronischen Gelenksbeschwerden oder entzündlicher Arthrose?

Habe ich häufig Hautprobleme wie Ekzeme, Akne oder Rötungen?

Wurde bei mir ein Reizdarm- oder Leaky-Gut-Syndrom diagnostiziert?

Leide ich unter ständiger Müdigkeit oder Erschöpfung ohne erkennbare Ursache?

Habe ich eine bekannte Nahrungsmittelunverträglichkeit oder Laktoseintoleranz?

Bestehen in meiner Familie Autoimmunerkrankungen oder entzündliche Erkrankungen?

Mehr als zwei Mal Ja?

Dann kann es sinnvoll sein, den Konsum von Milchprodukten probeweise einzuschränken oder ganz zu pausieren.

Fleisch und Wurstwaren

Wer unter chronischen Entzündungen, Gelenkschmerzen oder Arthrose leidet, profitiert häufig von einer bewussten Reduktion tierischer Produkte. Das gilt für Milch, besonders aber für Fleisch und Wurstwaren. Warum das so ist, hat viel mit einer bestimmten Fettsäure zu tun, die in tierischem Eiweiß steckt: der Arachidonsäure.

WAS IST UND TUT ARACHIDONSÄURE?

Arachidonsäure ist eine mehrfach ungesättigte Fettsäure, die im Körper aus tierischen Eiweißen freigesetzt wird – pflanzliche Eiweiße liefern sie nicht. Unser Körper benötigt Arachidonsäure durchaus, denn sie ist Bestandteil der Zellmembranen und an vielen wichtigen Prozessen beteiligt. Doch bei Entzündungen oder Gewebeschäden wird sie aus der Zellmembran herausgelöst und in sogenannte Prostaglandine umgewandelt – allen voran Prostaglandin E2.

Und genau hier liegt das Problem: Prostaglandin E2 sorgt unter anderem für Gefäßerweiterung, Reizung der Nervenenden und Schmerz. Es verstärkt also Entzündungen, fördert Schmerzen – und kann bei bestehenden Erkrankungen wie Arthrose die Beschwerden weiter verschlimmern.

Bei jeder Verletzung, Entzündung oder Reizung, etwa in der Gelenkschleimhaut, kommt es zu einer Aktivierung von Entzündungsbotenstoffen. Diese setzen wiederum eine ganze Kaskade in Gang, an deren Anfang die Arachidonsäure steht. Viel Arachidonsäure im Gewebe bedeutet also: mehr entzündliche Reaktionen, mehr Schmerz, mehr Knorpelschäden.

Wer häufig Fleisch isst – insbesondere rotes Fleisch oder stark verarbeitete Wurstwaren –, versorgt den Körper regelmäßig mit neuen Mengen an Arachidonsäure. Das fördert chronische Entzündungsprozesse und blockiert die Selbstheilung.

Viele Medikamente zur Schmerzlinderung – etwa Ibuprofen oder Diclofenac – setzen genau hier an. Sie blockieren das Enzym, das Arachidonsäure in Prostaglandine umwandelt. Auch Cortison wirkt, indem es diesen Prozess noch früher unterbricht. Die Medikamente versuchen also, den entzündlichen Kreislauf gezielt zu unterbrechen.

Aber warum den Kreislauf künstlich blockieren, wenn man ihn durch eine gezielte Ernährung erst gar nicht so stark anheizen muss?

WARUM PFLANZLICHES ÜBERLEGEN IST

Fleisch in Maßen kann für viele Menschen vertretbar sein. Doch stark verarbeitete Fleischprodukte wie Wurst enthalten nicht nur viel Arachidonsäure, sondern auch Phosphate, Zusatzstoffe, Farbstoffe und große Mengen Salz. Sie belasten den Körper zusätzlich.

Pflanzliche Lebensmittel hingegen liefern alle Aminosäuren, die der Körper braucht – nur eben ohne die entzündungsfördernden Begleitstoffe. Auch wenn tierisches Eiweiß schneller verwertet wird, hat eine überwiegend pflanzliche Ernährung auf lange Sicht ganz klare Vorteile für Gelenke, Stoffwechsel und Darmgesundheit.

Nicht alle pflanzlichen Öle sind jedoch automatisch gut für die Gelenke. Viele enthalten Omega-6-Fettsäuren – insbesondere Linolsäure –, die im Übermaß ebenfalls zur Bildung von Arachidonsäure führen können.

Besonders ungünstig bei übermäßigem Verzehr sind:

- Sonnenblumenöl
- Maiskeimöl
- Weizenkeimöl
- Rapsöl

Besser geeignet sind:

- Leinöl
- Olivenöl (am besten kalt gepresst)
- Walnussöl (in Maßen)

Achten Sie auf ein ausgewogenes Verhältnis zwischen Omega-3- und Omega-6-Fettsäuren. Zu viele Omega-6-Fette in Kombination mit Fleisch und industrieller Nahrung verstärken entzündliche Prozesse.

GELENKBAUSTEINE und NAHRUNGS-ERGÄNZUNGEN bei Arthrose

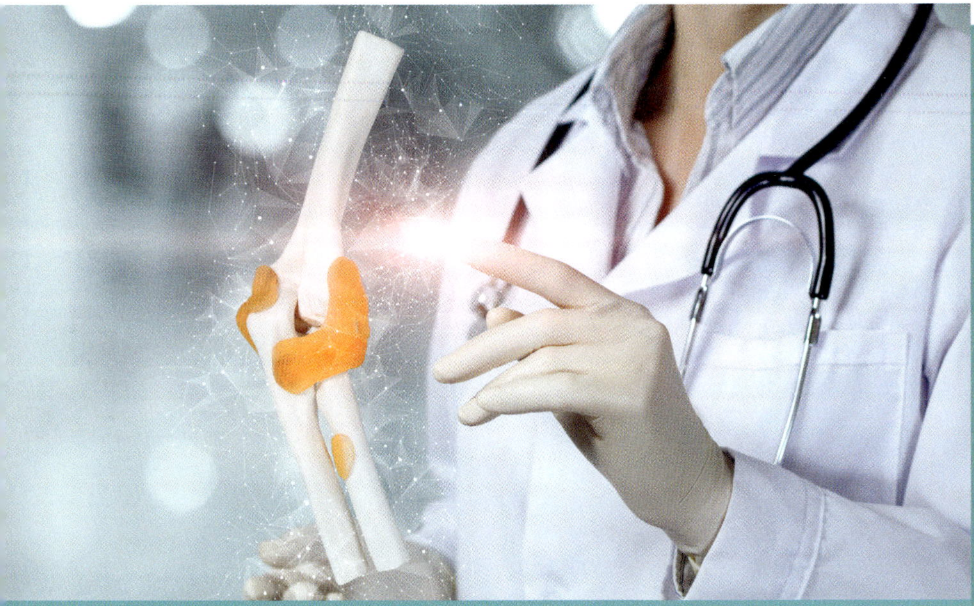

Historisch betrachtet, ist die Idee, Knorpel von außen zu »füttern«, viel älter als moderne randomisierte Studien. Schon Hippokrates empfahl Brühen aus Knochen und Sehnen, um Gelenksbeschwerden zu lindern. Einen neuen Schub erhielt das Konzept in den 1930er-Jahren, als Gelatinepräparate in Apotheken als Stärkungsmittel vermarktet wurden. In den 1960er- und 1970er-Jahren isolierten italienische und spanische Forschende erstmals Glucosamin- und Chondroitinsalze und untersuchten ihre Wirkung in kleineren Patientenserien. Richtig Fahrt nahm die Entwicklung jedoch erst in den 1990er-Jahren auf. Die große GAIT-Studie in den USA brachte Glucosamin in die Schlagzeilen, und die Supermarktregale in Nordamerika quollen von OTC-Supplementen für »gesunde Gelenke« über. Seit den 2000er-Jahren wird das Angebot stetig größer – von Hyaluronsäure zum Trinken bis hin zu Omega-3-Fischölkapseln und pflanzlichen Extrakten wie Kurkumin. 2024 bezifferte eine Marktanalyse das weltweite Umsatzvolumen von Gelenksupplementen auf rund zwölf Milliarden US-Dollar. Personalisierte Rezepturen, veganes Omega-3-Algenöl und nachhaltig gewonnenes Meereskollagen sind die jüngsten Auswüchse einer Industrie, die durch wissenschaftliche Innovation, Marketingversprechen und den Wunsch nach ganzheitlichen Lösungen gleichermaßen befeuert wird.

Vor diesem Hintergrund war es mir wichtig, die Fülle an Nahrungsergänzungen hinsichtlich ihrer Evidenz zu bewerten. Ich möchte Ihnen ein Verständnis dafür vermitteln, an welchen biologischen Stellschrauben die einzelnen Präparate ansetzen und welche Datenbasis es für ihre Wirksamkeit gibt.

Es wäre vermessen, zu versprechen, dass Nahrungsergänzungen die Arthrose allein beheben können. Einige haben aber das Potenzial, die Behandlung sinnvoll zu begleiten, vorausgesetzt, wir unterscheiden sorgfältig zwischen Hoffnung, Hype und belastbaren Daten.

Bitte haben Sie Verständnis dafür, dass ich im Folgenden keine Produkte empfehle. Hier gilt der altbekannte Satz: »Fragen Sie Ihre Ärztin, Ihren Arzt oder in Ihrer Apotheke.«

KLASSISCHE KNORPEL-BAUSTEIN-SUPPLEMENTE

Nahrungsergänzungen, die als »Gelenkbausteine« vermarktet werden, orientieren sich überwiegend an den Hauptbestandteilen der Knorpelmatrix. Die folgenden Präparate gehören zu den meistuntersuchten ihrer Klasse.

Glucosamin (-sulfat/-hydrochlorid)

Glucosamin ist gewissermaßen der Ziegelstein, aus dem unser Gelenkknorpel seine stützenden Wände errichtet. Der Körper synthetisiert diesen Aminozucker zwar selbst, doch mit zunehmendem Alter oder unter Dauerbelastung scheint die Produktion ins Stocken zu geraten – ein Umstand, den Hersteller von Gelenkpräparaten seit den 1990er-Jahren wirtschaftlich nutzen. Im Handel begegnen uns zwei Salzformen: das international besser untersuchte Glucosaminsulfat (GS) und das kostengünstigere Glucosaminhydrochlorid (GHCl). Beide stammen in der Regel aus Krustentierschalen, doch inzwischen gibt es auch vegane Fermentationsverfahren, die Allergikern und Allergikerinnen eine sichere Alternative bieten.

Die Theorie hinter der Einnahme klingt bestechend einfach: Liefert man dem Organismus zusätzliche Glucosamin-Moleküle, sollen die knorpelbildenden Zellen (Chondrozyten) mehr Proteoglykane produzieren – jene Zuckereiweiß-Bürsten, die Wasser binden und dem Knorpel seine federnde Stabilität verleihen. Gleichzeitig zeigte sich in Zellkulturen, dass Glucosamin die Aktivierung des Entzündungsmoleküls Interleukin-1β ausbremst und so das Enzymarsenal, das Kollagenfasern zerschneidet, in Schach hält. Insbesondere das Sulfat-Anion könnte dabei eine doppelte Rolle spielen: Es dient zum einen als Baustein für die Sulfatierung der Knorpelmatrix, zum anderen scheint es den pH-Wert im Gelenkmilieu zu stabilisieren. Beides fördert eine elastische, gut hydratisierte Knorpeloberfläche.

Doch wie bewährt sich die vielversprechende Theorie im Alltag? Eine Reihe großer Metaanalysen bescheinigt Glucosamin eine gewisse Wirkung. Interessanterweise schneiden Präparate mit kristallinem Glucosaminsulfat meist deutlich besser ab als Hydrochloridformulierungen. Das könnte daran liegen, dass die Sulfatvariante stabiler ist und im Darm schneller lösliche Ionen freisetzt. Hinweise auf einen strukturerhaltenden Effekt gibt es ebenfalls. Zwei randomisierte kontrollierte Langzeitstudien dokumentierten nach drei Jahren einen messbar geringeren Gelenkspaltverlust im Röntgenbild. Allerdings schwanken die Ergebnisse zwischen den Studien so stark, dass Fachgesellschaften wie OARSI ihre Empfehlung lediglich als »bedingt« aussprechen.

EMPFOHLENE MENGEN UND QUELLEN

Wer Glucosamin ausprobieren möchte, orientiert sich an der in Studien bewährten Standarddosis von 1500 Milligramm kristallinem GS pro Tag – bequem als Einmalkapsel oder in drei Dosen à 500 Milligramm. Wichtig ist die pharmazeutische Qualität: ein nachweislich hoher Wirkstoffgehalt, möglichst ohne Schwermetall- oder Pestizidrückstände. Vegane Fermentationsprodukte umgehen zudem das Allergieproblem bei Schalentierempfindlichkeit.

VERTRÄGLICHKEIT

Die Sicherheitsbilanz ist erfreulich unspektakulär: Das Gros der Anwenderinnen und Anwender berichtet höchstens über leichte Magenbeschwerden oder ein vorübergehendes Völlegefühl, Kopfschmerzen sind rar. Da Glucosamin chemisch der Glukose ähnelt, sollte bei bestehender Insulinresistenz ein wachsames Auge auf den Blutzucker geworfen werden – wenngleich Studien bislang keine relevanten Schwankungen belegen konnten.

Unter dem Strich gilt: Glucosamin ist kein Wundermittel, aber für viele Arthrosebetroffene ein gut verträglicher Baustein, der – in Kombination mit Bewegung, Gewichtskontrolle und gegebenenfalls weiteren Supplementen – ein Stückchen Lebensqualität zurückgeben kann.

Chondroitinsulfat

Wenn der Knorpel ein Schwamm wäre, dann wäre Chondroitinsulfat das Molekül, das ihn stets prall mit Wasser füllt. Dieses langkettige Zuckereiweiß wird aus Rinder-, Schweine- oder Fischknorpel gewonnen und gehört – anders als Kalziumtabletten oder Vitaminkapseln – tatsächlich zum natürlichen Inventar unserer Gelenke. Dort bewirkt es, dass immer genug Wasser eingebunden wird und der Knorpel ein elastisches, stoßdämpfendes Polster bleibt, das jeden Schritt abfedert.

Doch Chondroitinsulfat kann mehr, als nur Flüssigkeit zu speichern. In Studien konnte nachgewiesen werden, dass es Entzündungen bremst und freie Radikale fängt, die das Knorpelgewebe schädigen würden. Dass sich diese Mechanismen nicht nur im Reagenzglas, sondern auch im Gelenk bemerkbar machen, belegen mittlerweile mehr als fünf große Metaanalysen.

Demnach lindert Chondroitinsulfat den Schmerz und verbessert die Beweglichkeit. In einem Zeitfenster von drei bis sechs Monaten konnten die Probanden und Probandinnen die schmerzfreie Gehstrecke deutlich erhöhen. Aus diesem Grund stufen mehrere europäische Leitlinien Chondroitin als sogenanntes SYSADOA ein – ein »symptomatic slow acting drug for osteoarthritis«, sprich ein Mittel, das langsam, aber nachhaltig wirkt. In einigen Studien ließ sich sogar ein verzögerter Verlust des Gelenkspaltes nachweisen, was auf einen möglichen Strukturschutz hindeutet.

EMPFOHLENE MENGEN UND QUELLEN

Empfohlen werden 800 bis 1200 Milligramm reines Chondroitinsulfat pro Tag – idealerweise in zwei Portionen, das sorgt für einen stabilen Blutspiegel. Seriöse Hersteller gewährleisten einen Reinheitsgrad von mindestens 95 Prozent, denn Verunreinigungen mit Proteinen können die Bioverfügbarkeit mindern oder Allergien begünstigen. Kombipräparate mit Glucosamin sind populär, schneiden aber in Studien nicht eindeutig besser ab, während sie oft doppelt so viel kosten.

VERTRÄGLICHKEIT

Was die Verträglichkeit angeht, spielt Chondroitin in der beinahe sorgenfreien Liga. Ein kleiner Teil der Anwenderinnen und Anwender berichtet von leichtem Magengrummeln oder weichem Stuhl. Ernsthafte Nebenwirkungen gab es nicht. In der Theorie könnte Chondroitin die Wirkung von blutgerinnungshemmenden Medikamenten leicht verstärken, weil es in geringem Maß ein Gegenspieler der Gerinnung ist. Praktisch konnte dies in Studien jedoch nicht nachgewiesen werden. Sollten Sie Blutverdünner einnehmen, sprechen Sie die Einnahme von Chondroitin vorher mit Ihrem verschreibenden Arzt bzw. der Ärztin ab.

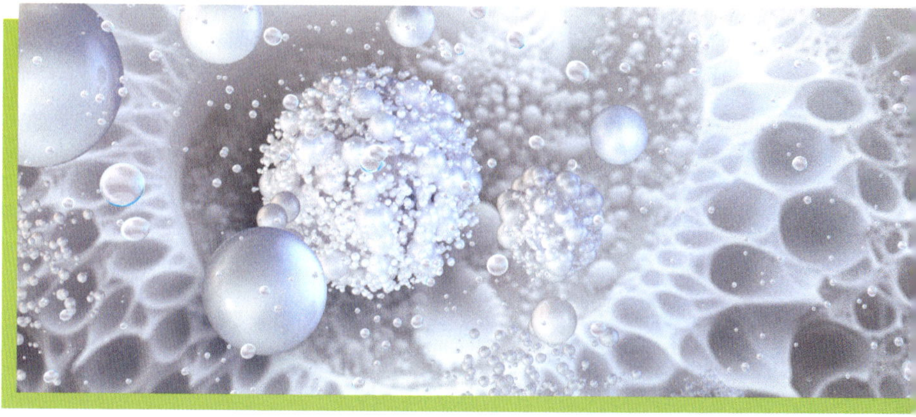

Kollagen-Hydrolysat

Kollagen ist das »Stahlgerüst« unseres Bewegungsapparats. Das Protein sorgt für stabile Sehnen, hält Knochen zusammen und vernetzt die Knorpelstruktur. Es ist der Grundstoff für die Herstellung von Gelatine. Doch reines Kollagen ist für den Darm schwer verdaulich. Aus diesem Grund nutzt man als Nahrungsergänzung heute Kollagen-Hydrolysat. Dabei handelt es sich gewissermaßen um vorgeschnipseltes Kollagen, das sich in Wasser gut auflöst und die Darmschleimhaut nahezu ungehindert passieren kann.

In Tierstudien verbesserte Kollagen-Hydrolysat nicht nur die Knorpeldicke, sondern erhöhte auch die Kollagendichte im darunterliegenden Knochen. Mehrere randomisierte Untersuchungen konnten hier Effekte nachweisen.

EMPFOHLENE MENGEN UND QUELLEN

Probanden und Probandinnen, die von Knie- und Hüftarthrose betroffen waren, zeigten eine geringe bis moderate Schmerzreduktion nach täglichen Dosen von 5 bis 10 Gramm. Die Effekte traten typischerweise nach acht bis zwölf Wochen ein und hielten bis zum Studienende (meist sechs Monate) an. Systematische Reviews stufen die Gesamtqualität der Evidenz als »low to moderate« ein – sprich: glaubwürdig, aber nicht über jeden Zweifel erhaben. Hier wären größere, unabhängige Studien wünschenswert.

VERTRÄGLICHKEIT

In puncto Sicherheit bewegt sich Kollagen-Hydrolysat nahe am Placebo. Selten berichteten Studienteilnehmende über Völlegefühl oder leichtes Aufstoßen. Präparate aus Fisch sind für die meisten Allergiker unproblematisch. Produkte aus Rind oder Schwein scheiden für halal oder koschere Ernährungsweisen aus. Ansonsten gilt:

Wer Kollagen einnimmt, riskiert wenig. Wie groß der Effekt tatsächlich ist, wird noch diskutiert.

Hyaluronsäure

Hyaluronsäure ist wie ein biologisches Gelkissen. Sie sorgt dafür, dass Ihre Haut frisch aussieht, die Gelenke geschmeidig bleiben und Strukturen im Körper reibungslos übereinandergleiten. Hinsichtlich der Arthrose kommen zwei Verfahren zum Einsatz: zum einen die klassische Gelenkspritze, zum anderen die noch relativ neue orale Supplementation.

INTRAARTIKULÄR – PUNKTGENAU SCHMIEREN

Wer sich eine Spritze ins Knie setzen lässt, erhält in der Regel zwei Milliliter hochmolekulare Hyaluronsäure, oft dreimal im wöchentlichen Abstand. Durch die direkte Injektion ins Gelenk sorgt die viskose Lösung sofort für eine Schmierfilmschicht. Die Stoßdämpferfunktion des Knorpels wird verbessert, und zusätzlich blockiert die Injektionslösung Schmerzrezeptoren. Eine groß angelegte Analyse von 2022 konnte den Nutzen bestätigen. Schmerzen und Steifigkeit sinken deutlich. Dieser Effekt kann bis zu einem Jahr anhalten. Das gilt vor allem bei Kniearthrose. Angemerkt wurde aber, dass er mit dem Alter abnimmt. Das heißt, je älter der Patient oder die Patientin, desto kürzer war die Wirkung.

Bei der intraartikulären Injektion, also dem Spritzen direkt ins Gelenk, ist große Sorgfalt gefragt. Eine sterile Technik ist zwingend notwendig, um Infektionen zu vermeiden. Häufiger – aber in der Regel harmlos – treten kurzfristige Schwellungen oder reaktive Gelenkergüsse auf, die meist innerhalb weniger Tage von selbst abklingen.

HYALURONSÄURE ZUM TRINKEN

Seit einiger Zeit finden sich im Internet vermehrt Hyaluronsäureprodukte zum Einnehmen mit vollmundigen Versprechen. Ist an diesen Aussagen etwas dran, oder können Sie sich das Geld sparen?

Erste Untersuchungen an Menschen konnten zeigen, dass rund zehn Prozent der oral aufgenommenen Hyaluronsäure über das lymphatische System ins Blut gelangt. Dort dockt sie an sogenannte CD44-Rezeptoren auf den Synovialzellen an und regt diese zur Produktion körpereigener Hyaluronsäure an. Kleine kontrollierte Studien zeigen eine moderate Verbesserung bei Schmerzen – insbesondere bei Arthrose. Die wissenschaftliche Datenlage ist jedoch noch dünn und muss in größeren Studien bestätigt werden. Dennoch: Das Interesse wächst, und mit ihm die Zahl neuer Untersuchungen.

EMPFOHLENE MENGEN UND QUELLEN

Viele Produkte kombinieren Hyaluronsäure heute mit Vitamin C oder Kollagen, um die Wirkung auf den Gelenkstoffwechsel zu verstärken. Dank moderner Fermentationsverfahren gibt es inzwischen sogar rein pflanzliche Präparate. Die einst übliche Herstellung aus Hahnenkämmen gehört der Vergangenheit an – das Federvieh wird's freuen.

VERTRÄGLICHKEIT

Die Trinkpräparate gelten als sehr gut verträglich. Nebenwirkungen sind selten, Wechselwirkungen mit anderen Medikamenten kaum bekannt. Wie groß der Effekt tatsächlich ist, bleibt zu klären.

N-Acetylglucosamin, Keratan- und Dermatansulfat

N-Acetylglucosamin (NAG) ist ein Zuckermolekül mit einer chemischen Besonderheit: Der Organismus braucht es nicht nur für den Aufbau von Knorpel, sondern auch für die Schleimschicht im Darm. Diese Barriere sorgt dafür, dass Bakterien und andere Eindringlinge nicht einfach in den Körper spazieren.

In Tierversuchen wurde beobachtet, dass NAG als Nahrungsergänzung die Darmbarriere stärken und Entzündungen im Körper senken kann. Und weil chronische Entzündungen oft auch die Gelenke belasten, könnte das Mittel indirekt dazu beitragen, Gelenkschmerzen zu lindern. Studien an Menschen sind bislang allerdings rar, und die wenigen, die es gibt, sind klein und nicht aussagekräftig genug, um verlässliche Schlüsse zu ziehen.

Keratan- und Dermatansulfat gehören wie Hyaluronsäure zu den sogenannten Glykosaminoglykanen. Sie haben eine besondere Fähigkeit: Sie können, wie Chondroitin, Wasser speichern. Das macht Knorpel elastisch und widerstandsfähig – eine Art biologisches Stoßdämpfersystem. Allerdings fehlen wie beim NAG die konkreten Wirkungsnachweise. In Zell- und Tierversuchen zeigten diese Moleküle durchaus positive Wirkungen: weniger entzündungsfördernde Botenstoffe, bessere Knorpelstruktur, sogar stabilere Knochen. Die Humanforschung steckt noch in den Kinderschuhen. Erste Pilotstudien melden zwar Verbesserungen bei Schmerz und Beweglichkeit, doch Stichprobengröße und Studiendesign erlauben keine belastbaren Schlussfolgerungen. Fachgremien geben deshalb (noch) keine offiziellen Empfehlungen.

EMPFOHLENE MENGEN UND QUELLEN

Wenn Sie dennoch Ihr Glück versuchen möchten, orientieren Sie sich an den Protokollen dieser Pilotarbeiten: 1 bis 1,5 Gramm N-Acetylglucosamin täglich. Für Keratan- oder Dermatansulfat gibt es keine allgemein anerkannte Ober- oder Untergrenze, weil sie meist als Teil komplexer Glykosaminoglykane-Mischungen verkauft werden. Entscheidend ist hier weniger die Milligrammzahl als die Rohstoffqualität. Ein verlässliches Laborzertifikat über Reinheit, Schwermetallgehalt und Herkunft (Rind, Schwein, Fisch oder fermentativ) ist Pflicht, wenn man keine bösen Überraschungen erleben will.

VERTRÄGLICHKEIT

Informationen über Nebenwirkungen gibt es bisher keine. Die wenigen Studien und Erfahrungsberichte beschreiben NAG & Co. als magenfreundlich und allergiearm. Doch mangels großer Datenpools sollten Schwangere, Stillende und Menschen mit multiplen Allergien besser ärztlichen Rat einholen.

Unterm Strich bleiben NAG, Keratan- und Dermatansulfat spannende Nachwuchskandidaten. Wer Pionierarbeit leisten will, darf sie ausprobieren – idealerweise in Rücksprache mit Fachpersonal und mit nüchterner Erwartung. Vielleicht werden sie einst die Standardwerkzeugkiste gegen Arthrose ergänzen, vielleicht gehen sie als vorübergehende Modewelle in die Geschichte ein. Die Forschung wird es zeigen – bis dahin gilt: beobachten, dokumentieren, kritisch bleiben.

VITAMINE UND MINERALSTOFFE

Vitamine und Mineralstoffe gehören zu den essenziellen Mikronährstoffen des menschlichen Organismus. Im Gelenk- und Knochenstoffwechsel übernehmen sie Aufgaben als enzymatische Cofaktoren, Regulatoren der Genexpression und Bestandteile antioxidativer Schutzsysteme.

Okay, das war viel Fachchinesisch. Gehen wir Schritt für Schritt durch.

Cofaktoren sind Stoffe, die der Körper braucht, damit die Enzyme richtig arbeiten. Enzyme sind Eiweiße, die wichtige Vorgänge im Körper ermöglichen, zum Beispiel den Aufbau von Gewebe oder die Gewinnung von Energie aus Nahrung. Vitamin C etwa ist so ein Cofaktor für ein Enzym (Prolyl-4-Hydroxylase), das bei der Bildung von Kollagen hilft, woraus unter anderem der Knorpel besteht.

Gene enthalten die Baupläne für alle Vorgänge im Körper. Aber nicht alle Gene sind immer gleichzeitig aktiv. Sogenannte Regulatoren sorgen dafür, dass bestimmte Gene zu bestimmten Zeiten ein- oder ausgeschaltet werden. Sie bestimmen also, welche Informationen aus der DNS abgelesen und umgesetzt werden und welche nicht. Vitamin D kann im Körper etwa Gene aktivieren, die für den Kalziumhaushalt und das Immunsystem wichtig sind.

Antioxidative Schutzsysteme bestehen aus verschiedenen Stoffen, die freie Radikale abfangen und neutralisieren. Damit sind aggressive Teilchen gemeint, die mindestens ein ungebundenes Elektron haben und dadurch sehr reaktionsfreudig sind. Sie können Zellen und Gewebe schädigen und entstehen permanent im Stoffwechsel. Zu den Molekülen, die sie außer Gefecht setzen, gehören Vitamine und Mineralstoffe wie Vitamin E, Zink und Selen. Sie schützen also die Zellen vor Schäden.

Es wird Sie wahrscheinlich nicht überraschen, dass man bei Menschen, die von Arthrose betroffen sind, deutlich häufiger Vitamin- und Mineralstoffdefizite feststellen konnte als bei gesunden Vergleichsgruppen. Mögliche Ursachen reichen von einseitigen Ernährungsgewohnheiten über verminderte Sonnenexposition bis zu medikamentenbedingten Resorptionsstörungen, also einer unzureichenden Verwertung.

Das folgende Kapitel bietet einen systematischen Überblick über Mikronährstoffe mit potenzieller Relevanz für die Arthrosetherapie. Es fasst physiologische Funktionen, Ergebnisse klinischer Studien, empfohlene Zufuhrmengen und sicherheitsrelevante Aspekte zusammen und ordnet den aktuellen Forschungsstand sachlich ein.

Vitamin D – das Knorpelvitamin

Vitamin D wird häufig als »Sonnenvitamin« bezeichnet, weil der Körper es in der Haut mithilfe des Tageslichts herstellen kann. Man könnte es aber auch »Knorpelvitamin« nennen, denn die Chondrozyten – die knorpelbildenden Zellen – tragen aktive Vitamin-D-Rezeptoren. Patientinnen und Patienten mit Serumwerten unter 20 Nanogramm Vitamin D pro Milliliter berichten häufiger über stärkere Schmerzen und funktionelle Einschränkungen.

Die Studienlage liefert derzeit ein heterogenes Bild. Während einige randomisierte kontrollierte Studien – bei denen die Teilnehmenden also zufällig in Gruppen aufgeteilt werden – über eine moderate Schmerzreduktion und einen leicht geringeren Gelenkspaltverlust durch Vitamin-D-Zufuhr berichten, finden andere keinen statistisch signifikanten Nutzen. Ein Problem liegt aus meiner Sicht in den unterschiedlichen Voraussetzungen. So erschweren unterschiedliche Ausgangswerte, Dosierungen und Studiendauern eine eindeutige Bewertung. Metaanalysen tendieren jedoch zu dem Schluss, dass Menschen mit Vitamin-D-Mangel am ehesten von einer Supplementierung profitieren.

EMPFOHLENE MENGEN UND QUELLEN

Der Vitamin-D-Spiegel sollte nie unter 30 Nanogramm pro Milliliter (entspricht 75 Nanomol pro Liter) im Blut sinken. Meist werden Werte zwischen 40 und 60 Nanogramm empfohlen.

Um diesen Wert zu erreichen, sollte eine tägliche Menge von 1000 bis 2000 Internationalen Einheiten (IE) Cholecalciferol, also Vitamin D3, eingenommen werden. Wenn ein starker Mangel vorliegt, kann es auch notwendig sein, für eine begrenzte Zeit eine höhere Dosis zuzuführen. Ich empfehle meinen Patienten und Patientinnen, mindestens einmal im Jahr den Vitamin-D-Spiegel zu testen. Das gilt vor allem, wenn sie Ergänzungsmittel einnehmen. Regelmäßige Kontrollen sind auch bei Sarkoidose, primärem Hyperparathyreoidismus oder einer chronischen Nierenerkrankung angezeigt.

Über die Nahrung ist es nicht leicht, genügend Vitamin D aufzunehmen. Enthalten ist es aber in fettreichem Fisch (Lachs, Makrele oder Hering), in Leber und im Eigelb. In einigen Pilzen (zum Beispiel Champignon, Steinpilz und Pfifferling) findet sich auch Vitamin D. Die Mengen können aber variieren.

Vitamin C – der Kollagenarchitekt

Vitamin C, auch Ascorbinsäure genannt, ist notwendig bei der Bildung und Stabilisierung der Knorpelstruktur. Ohne ausreichend Vitamin C könnten die Fasern im Gewebe nicht richtig miteinander verbunden werden. Bereits ein leichter Mangel führt zu einer Schwächung der kollagenen Verbindungen. Bei Seefahrern war früher der Skorbut gefürchtet. Dabei handelt es sich um einen schwerwiegenden Vitamin-C-Mangel, der zu einem weichen und brüchigen Bindegewebe führt.

Neben der stabilisierenden Wirkung ist Vitamin C ein antioxidativer Schutzstoff, der freie Radikale neutralisiert und so die Knorpelzellen vor Schäden schützt.

Beobachtungensstudien zeigen, dass Menschen mit einer Vitamin-C-reichen Ernährung seltener unter Knorpelabbau leiden und ein geringeres Risiko für Arthrose haben. In einer Langzeitstudie (Framingham-Studie) wurde festgestellt, dass von Kniearthrose betroffene Personen mit besonders hoher Vitamin-C-Zufuhr eine um 45 Prozent langsamere Verschlechterung ihrer Leiden aufwiesen als Vergleichsgruppen mit niedriger Versorgung.

Gezielte Forschungsarbeiten, in denen Vitamin C als Nahrungsergänzung eingesetzt wurde, gibt es wenig. In manchen Studien verbesserten mittlere Dosen von Vitamin C (500 bis 1000 Milligramm pro Tag) die Schmerzen etwas. In anderen wurde kein klarer Nutzen gefunden – wahrscheinlich, weil die Teilnehmenden ohnehin schon ausreichend mit Vitamin C versorgt waren. Ein spürbarer Effekt ist daher am ehesten bei Menschen mit niedrigem Vitamin-C-Spiegel zu erwarten.

EMPFOHLENE MENGEN UND QUELLEN

Die Deutsche Gesellschaft für Ernährung empfiehlt Erwachsenen täglich zwischen 95 und 110 Milligramm Vitamin C. Menschen, die körperlich aktiv sind, älter sind oder rauchen, benötigen etwas mehr. Diese Mengen lassen sich gut über die Ernährung aufnehmen – zum Beispiel mit einer roten Paprika und einer Portion Beeren.

Für einen möglichen schützenden Effekt auf die Gelenke werden in Studien Mengen zwischen 200 und 500 Milligramm pro Tag diskutiert – entweder durch besonders vitaminreiche Lebensmittel oder durch Nahrungsergänzungsmittel.

Zu den Vitamin-C-reichsten Quellen zählen Paprika, schwarze Johannisbeere und Sanddorn. Aber auch Brokkoli, Rosenkohl, Petersilie und Grünkohl sind gute Lieferanten. Vitamin C ist wasserlöslich und empfindlich gegenüber Hitze und Licht, daher sollten diese Lebensmittel möglichst frisch verzehrt und schonend zubereitet werden.

VERTRÄGLICHKEIT

Vitamin C ist wasserlöslich. Was der Körper nicht braucht, wird über die Nieren ausgeschieden. Bei Menschen mit bestimmten genetischen Anlagen kann durch eine Überdosierung ein erhöhtes Risiko für Nierensteine entstehen. In normalen Mengen gibt es keine bekannten Wechselwirkungen mit Medikamenten.

Unterm Strich bleibt Vitamin C ein Schlüsselakteur in der Gelenkgesundheit: Es stärkt das Kollagengerüst, entschärft oxidativen Stress und könnte so den Verschleißprozess verlangsamen. Seine optimale Wirkung entfaltet es in einer Ernährung, die reich an frischem Obst und Gemüse ist – Supplemente sind dort sinnvoll, wo Diät, Lebensstil oder bestimmte Erkrankungen eine ausreichende Versorgung erschweren.

Vitamin K – Schlüssel zur Knochengesundheit

Vitamin K gehört zur Gruppe der fettlöslichen Verbindungen, die überwiegend in grünem Blattgemüse vorkommen oder durch Fermentation entstehen. In geringen Mengen wird es sogar im menschlichen Darm produziert. Allerdings in so kleinen Dosen, dass wir auf die Zufuhr aus der Nahrung angewiesen sind.

Haben wir es einmal aufgenommen, durchläuft Vitamin K eine aufwendige Reise. Es wird mithilfe von Gallensäuren und Enzymen im Dünndarm absorbiert, über die Lymphe zur Leber transportiert, dort in Transportproteine eingebunden und anschließend im Blut verteilt, damit es an entscheidenden Stellen im Körper tätig wird. Im Blut sorgt Vitamin K zum Beispiel dafür, dass wichtige Gerinnungsfaktoren ihre Funktion aufnehmen können. Ein Mangel führt hier rasch zu sichtbaren Symptomen wie erhöhter Blutungsneigung. Weniger offensichtlich, aber nicht minder wichtig ist der Einfluss auf den Knochenstoffwechsel. Vitamin K bindet Kalzium in der Knochenmatrix und verhindert gleichzeitig Verkalkungen im Knorpel- und Weichteilgewebe. Kommt es zu einem Vitamin-K-Mangel, können sich Kalziumablagerungen bilden, während gleichzeitig die Knochenfestigkeit abnimmt. Beides sind typische Merkmale degenerativer Erkrankungen wie Arthrose.

Beobachtungsstudien zeigen, dass niedrige Vitamin-K-Spiegel im Blut mit einem erhöhten Risiko für Kniearthrose und einem schnelleren Gelenkverschleiß einhergehen. In einer Langzeitstudie mit älteren Erwachsenen reduzierte eine tägliche Gabe von 500 Mikrogramm Phyllochinon (Vitamin K_1) über drei Jahre das Fortschreiten struktureller Gelenkveränderungen – allerdings nur bei Personen mit einem nachgewiesenen Vitamin-K-Mangel.

Es geht aber noch weiter. Forschende des Helmholtz-Zentrums München fanden 2022 heraus, dass Vitamin K Zellen vor einem speziellen Zelltod schützt: der Ferroptose. Dieser eisenabhängige oxidative Prozess wird für das Fortschreiten degenerativer Erkrankungen wie Arthrose, Alzheimer und möglicherweise auch bestimmter Krebsarten verantwortlich gemacht. Sollte sich dieser Mechanismus in Zukunft therapeutisch nutzbar machen lassen, könnte Vitamin K nicht nur als Ergänzungsstoff, sondern als gezielter Wirkstoff an Bedeutung gewinnen.

EMPFOHLENE MENGEN UND QUELLEN

Der Tagesbedarf an Vitamin K variiert je nach Alter und Geschlecht. Für Erwachsene empfiehlt die Deutsche Gesellschaft für Ernährung 60 bis 80 Mikrogramm täglich.

Besonders reich an Vitamin K sind grüne Gemüse wie Grünkohl (über 800 Mikrogramm/100 Gramm), Spinat und Brokkoli, aber auch Öle wie Raps- oder Traubenkernöl sowie fermentierte Lebensmittel wie Sauerkraut, gereifter Käse und Natto.

VERTRÄGLICHKEIT

Trotz seiner guten Verfügbarkeit wird Vitamin K im Körper kaum gespeichert. Aber wenn Sie einige der oben genannten Lebensmittel regelmäßig zu sich nehmen, gibt es keine Probleme. Überschüsse sind unproblematisch, da sie über Darm und Nieren ausgeschieden werden. Lediglich Personen, die Vitamin-K-Antagonisten wie Warfarin einnehmen, sollten ihre Zufuhr ärztlich abstimmen, da es zu Wechselwirkungen kommen kann.

Vitamin E – Schutzschild gegen oxidativen Stress

Vitamin E ist eigentlich nicht ein einzelner Stoff, sondern eine Gruppe von acht fettlöslichen Verbindungen. Besonders wichtig ist dabei das sogenannte α-Tocopherol, weil es am häufigsten im menschlichen Körper vorkommt und dort am aktivsten ist. Vitamin E wirkt als Antioxidans und schützt unsere Zellen vor freien Radikalen. Diese entstehen zum Beispiel bei körperlicher Belastung oder durch Entzündungen und können Zellstrukturen schädigen.

Vitamin E sitzt wie ein Schutzschild in den Zellhüllen (Membranen) und verhindert die Angriffe. Besonders wichtig ist das für unsere Gelenke, denn bei Bewegung und Belastung entstehen in ihnen besonders viele dieser aggressiven Moleküle. Vitamin E hilft, die Zellen im Knorpel und in der Gelenkflüssigkeit vor Schaden zu bewahren.

Zu den Aufgaben von Vitamin E gehört außerdem, Entzündungen im Körper zu bremsen und entzündungsfördernde Stoffe zu verringern. Gleichzeitig stabilisiert es wichtige Zellbestandteile, etwa in Knorpelzellen, und bewahrt sie davor, durch oxidative Prozesse beschädigt oder zerstört zu werden.

Versuche an Tieren haben gezeigt: Wenn sie mit Vitamin E versorgt wurden, baute sich ihr Knorpel im Gelenk langsamer ab, und es entstanden weniger schädliche Abbauprodukte im Gewebe. Das deutet darauf hin, dass Vitamin E dazu beitragen kann, die Gelenke gesund zu halten – zumindest unter bestimmten Bedingungen.

Ob Vitamin E tatsächlich bei Gelenksbeschwerden hilft, ist bislang nicht eindeutig geklärt. Manche Studien – vor allem bei Menschen mit Kniearthrose – zeigen, dass eine tägliche Einnahme von 400 Internationalen Einheiten Vitamin E leichte Verbesserungen bringen kann. Die Patienten und Patientinnen hatten weniger Schmerzen und etwas mehr Beweglichkeit.

Andere Studien stellten dagegen keinen spürbaren Unterschied zu einem wirkungslosen Scheinmedikament (Placebo) fest.

EMPFOHLENE MENGEN UND QUELLEN

Laut der Deutschen Gesellschaft für Ernährung sollten Erwachsene täglich etwa 12 bis 15 Milligramm Vitamin E zu sich nehmen. Das ist mit einer ausgewogenen Ernährung gut machbar. Besonders viel Vitamin E steckt in Nüssen (z. B. Mandeln), Samen (wie Sonnenblumenkernen) und in hochwertigen pflanzlichen Ölen, vor allem Weizenkeimöl, Rapsöl und Olivenöl.

In einigen Studien wurden teilweise deutlich höhere Mengen verwendet – zwischen 200 und 800 Internationale Einheiten pro Tag (das entspricht 135 bis 540 Milligramm). Diese Dosen kommen aber in der normalen Ernährung nicht vor und werden nur gezielt ergänzt.

VERTRÄGLICHKEIT

Grundsätzlich gilt Vitamin E als gut verträglich. Mengen bis zu 1000 Milligramm pro Tag gelten als sicher. Bei extrem hohen Dosen kann es aber in seltenen Fällen zu Nebenwirkungen kommen wie Magen-Darm-Beschwerden, Kopfschmerzen oder einer erhöhten Blutungsneigung. Das gilt vor allem, wenn man gleichzeitig Blutverdünner einnimmt. Und weil Vitamin E fettlöslich ist, kann eine massive Zufuhr die Aufnahme anderer fettlöslicher Vitamine wie Vitamin D stören.

Spurenelemente – kleine Stoffe mit großer Wirkung aufs Gelenk

Selen, Zink, Kupfer und Mangan gehören zu jenen Mikronährstoffen, die nur in winzigen Mengen im Körper vorkommen. Trotzdem sind sie unverzichtbar. Sie werden über die Nahrung aufgenommen, sind Bestandteile oder Aktivatoren lebenswichtiger Enzyme und helfen dem Körper dabei, Entzündungen zu kontrollieren, Knorpel zu stabilisieren und oxidativen Stress zu begrenzen. Obwohl sie in Grammzahlen kaum ins Gewicht fallen, tragen sie auf molekularer Ebene entscheidend zur Gelenkgesundheit bei.

- **Selen** ist Teil einer Gruppe von Enzymen, die wie eine Art Feuerwehr im Körper schädliche Peroxide und freie Radikale in Schach halten. Besonders im entzündeten Gelenkgewebe, wie es bei Arthrose häufig vorkommt, entsteht oxidativer Stress. Ohne ausreichend Selen läuft unser inneres Löschsystem auf Sparflamme – mit der Folge, dass Knorpelzellen schneller Schaden nehmen.
- **Zink** wirkt doppelt: Es stabilisiert antioxidative Enzyme, und es kontrolliert den Stoffwechsel der Matrix-Metalloproteinasen. Dabei handelt es sich um Enzyme, die Kollagen und andere Bindegewebsbestandteile abbauen. Ein Zinkmangel kann dazu führen, dass diese Abbauprozesse außer Kontrolle geraten und die Knorpelmatrix zu schnell verschwindet.

- **Kupfer** wird für die Quervernetzung von Kollagenfasern benötigt. Ohne Kupfer bleiben die Fasern in unserem Gewebe locker und instabil. Bei einem Mangel kann auf Dauer sowohl die Elastizität als auch die Tragfähigkeit von Knorpel und Bändern beeinträchtigt werden.
- **Mangan** spielt vor allem bei der Bildung von Proteoglykanen eine Rolle – jenen zuckerreichen Bürstenmolekülen, die in der Knorpelmatrix als kleine Wasserspeicher wirken.

Zahlreiche Beobachtungsstudien zeigen, dass Menschen mit Arthrose häufig niedrigere Spiegel einzelner Spurenelemente aufweisen – insbesondere Selen und Zink. In einer US-amerikanischen Langzeitstudie konnte ein Zusammenhang zwischen niedrigen Selenwerten und dem Auftreten sowie Fortschreiten von Kniearthrose nachgewiesen werden. Und auch Kupfermangel wurde in Untersuchungen an Tieren mit instabilem Knorpelgewebe in Verbindung gebracht. Die Datenlage für direkte Supplementationsstudien ist noch überschaubar, deutet aber darauf hin, dass eine ausgewogene Versorgung von Vorteil ist.

EMPFOHLENE MENGEN UND QUELLEN

Die Tagesbedarfe sind klein, aber entscheidend. Die empfohlene Menge liegt für Selen bei 60 bis 70 Mikrogramm, für Zink bei 7 bis 10 Milligramm, für Kupfer bei etwa 1 Milligramm und für Mangan bei 2 bis 3 Milligramm.

Gute Lieferanten sind Vollkornprodukte, Nüsse, Hülsenfrüchte, Saaten (wie Kürbis- und Sonnenblumenkerne) sowie Gemüse. Paranüsse gelten als hervorragende Selenquelle, sollten aber wegen ihres hohen Gehalts in Maßen genossen werden.

Wichtig: Diese Spurenelemente wirken im Körper oft nur im Team – ein Übermaß an einem Stoff kann das Gleichgewicht stören und die Aufnahme eines anderen hemmen.

VERTRÄGLICHKEIT

Überdosierungen durch Nahrungsergänzungen, insbesondere bei Kupfer oder Mangan, können toxisch sein und neurologische Nebenwirkungen wie Kopfschmerzen oder Schwindel verursachen. Wenn Sie Zink in zu hoher Dosis (über 25 Milligramm am Tag) über längere Zeit einnehmen, kann das die Aufnahme von Kupfer blockieren.

Wenn Sie die oben aufgeführten Lebensmittel wöchentlich auf Ihrem Speiseplan haben, müssen Sie sich aber weder um eine Überdosierung noch um einen Mangel Sorgen machen. Eine gezielte Supplementierung sollten Sie allerdings nur bei einem festgestellten Mangel erwägen.

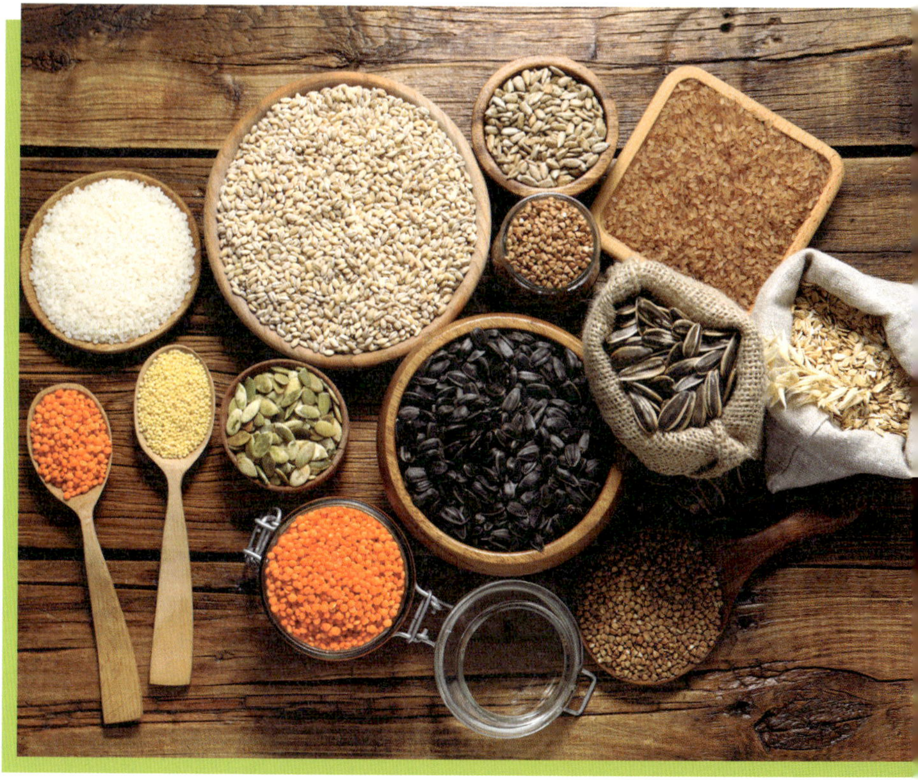

GEWÜRZE UND HEILPFLANZEN

Schon lange bevor die ersten Tabletten gepresst wurden, griffen Menschen zu Wurzeln, Rinden und Samen, um Schmerzen zu lindern und Entzündungen zu bekämpfen. Kurkuma färbte nicht nur Currys gelb, sondern bewahrte indische Familien vor Gelenksteifheit. Ingwer wärmte chinesische Reisbauern von innen und beruhigte ihre beanspruchten Knie. Und das Harz des Weihrauchbaums verteilte sich über die arabischen Handelsrouten bis in römische Legionärslager – als Räucherwerk, aber auch als Tinktur gegen Gliederschmerzen.

Heute rücken diese Pflanzenmittel wieder in das Blickfeld der Forschung. Mit modernen wissenschaftlichen Methoden wird offengelegt, was die alten Heiler und Heilerinnen nur aus der Beobachtung wussten. Kurkumin, Gingerole, Boswelliasäuren und Co. hemmen dieselben Enzymschalter, an denen moderne Entzündungsmedikamente ansetzen. Sie bremsen NF-κB-Signalwege, dämpfen COX- und LOX-Aktivitäten und fangen freie Radikale ab, bevor diese Knorpelzellen schädigen. Dabei entfalten sie ihre Wirkung oft milder, aber auch komplexer als ein Monopräparat aus dem Labor. Ein Gewürz ist nie nur ein Molekül, sondern ein Team von Dutzenden bioaktiven Stoffen, das in mehrere Prozesse zugleich eingreift.

Das macht Gewürze und Heilpflanzen attraktiv für Arthrosepatienten und -patientinnen. Phytotherapeutika können eine Brücke schlagen zwischen klassischer Medizin, Ernährung und Lebensstil. Sie versprechen keine Wunderheilung, aber sie können das entzündliche Grundrauschen im Gelenk leiser stellen und häufig auch den Bedarf an Schmerzmitteln senken. Wer Gewürze und Heilpflanzen klug in seine Küche und Hausapotheke integriert, entzieht damit stillen Entzündungen den Nährboden.

Kurkuma

Kurkuma, die leuchtend gelbe Wurzel aus der traditionellen Küche Südostasiens, ist weit mehr als ein Gewürz für Currys. Ihre intensive Farbe verdankt sie dem Polyphenol Kurkumin. Und genau dieser Wirkstoff macht Kurkuma auch aus medizinischer Sicht interessant, da er dem Körper bei der Abwehr von entzündlichen Prozessen hilft. Dabei wirkt Kurkumin an mehreren Stellen gleichzeitig.

Zum Beispiel bremst Kurkumin ein bestimmtes Eiweiß mit dem futuristischen Namen NF-κB. Dieses Protein ist so etwas wie ein Alarmknopf im Immunsystem. Wenn es zu oft oder zu stark aktiviert wird, kommt es zu dauerhaften Entzündungen. Außerdem hemmt Kurkumin die Cyclooxygenasen. Dabei handelt es sich um Enzyme, die an der Entstehung von Schmerzen und Entzündungen beteiligt sind. Und noch etwas: Kurkumin hilft, freie Radikale zu neutralisieren. Kurkuma wirkt also dreifach: Es bekämpft Entzündungen, senkt den oxidativen Stress und kann auch Schmerzen lindern – besonders bei Gelenkserkrankungen wie Arthrose.

Was in der Theorie vielversprechend klingt, wurde inzwischen auch gründlich im Labor und in klinischen Studien getestet. Und das mit überraschend klaren Ergebnissen. In Zellkulturen sank bereits nach wenigen Stunden die Produktion von Interleukin-1β und Prostaglandin E_2. Tierexperimente bestätigen den Effekt. Ratten mit Kniearthrose bekamen entweder Kurkumin oder gar nichts. Die mit Kurkumin behandelten Tiere hatten weniger Knorpelschäden und geringere Entzündungswerte, und ihre Gelenke sahen im Vergleich regelrecht aufpoliert aus.

Noch spannender wird es beim Menschen. In mehreren randomisierten Studien wurde Kurkumin direkt mit dem bekannten Schmerzmittel Ibuprofen verglichen. Dabei wurden täglich zwischen 1000 und 1500 Milligramm Kurkumin verabreicht. Das Ergebnis: Beide Gruppen – also die mit Kurkumin und die mit Ibuprofen –

berichteten von ähnlich starken Verbesserungen bei Schmerzen und Steifheit. Doch es gab einen klaren Vorteil von Kurkumin: Es führte seltener zu Magen-Darm-Beschwerden, was gerade bei längerer Anwendung ein wichtiger Pluspunkt ist.

Auch in Metaanalysen, bei denen mehrere Studien gemeinsam ausgewertet wurden, zeigte sich, dass Kurkumin Schmerzen und Bewegungseinschränkungen bei Arthrose deutlich lindern kann. Ein häufig verwendeter Messwert dafür ist der WOMAC-Score, der Schmerz, Gelenkfunktion und Steifigkeit zusammenfasst. In diesen Auswertungen schnitt Kurkumin deutlich besser ab als ein Scheinmedikament (Placebo).

EMPFOHLENE MENGEN UND QUELLEN

Wer Kurkumin nutzen möchte, sollte zwei Dinge beachten: In welcher Menge der Stoff eingenommen wird und wie gut der Körper ihn aufnimmt (Fachwort: Bioverfügbarkeit).

Reines Kurkumin wird vom Körper leider nur sehr schlecht verwertet. Das bedeutet, es passiert den Darm, bevor es überhaupt wirken kann. Doch es gibt Tricks, um das zu verbessern. Pfeffer, genauer gesagt der Wirkstoff Piperin, kann die Aufnahme im Darm stark erhöhen. Auch Fett hilft dabei genauso wie moderne Hilfsmittel wie Phospholipide. Das sind fettähnliche Stoffe, die Kurkumin beim Transport im Körper unterstützen. Deshalb wird Kurkuma in der traditionellen Küche gern in Currygerichten verwendet, denn die enthalten Öl bzw. Ghee, Gewürze und oft auch Pfeffer. Die perfekte Kombination, um Kurkumin wirksamer zu machen.

In medizinischen Studien wird meist mit hochdosierten Kurkumin-Extrakten gearbeitet, die standardisiert sind. Das ist wichtig, damit man genau weiß, wie viel Wirkstoff enthalten ist. Erste spürbare Effekte treten in der Regel nach zwei bis vier Wochen auf. Für die volle Wirkung braucht es allerdings etwa acht Wochen Geduld. Ja, es ist kein Wundermittel mit Soforteffekt – aber gute Dinge brauchen manchmal eben etwas Zeit.

VERTRÄGLICHKEIT

Was die Nebenwirkungen angeht, gibt es kaum Risiken. Kurkumin wird in der Regel sehr gut vertragen. Nur in seltenen Fällen berichten Menschen von leichtem Sodbrennen oder weicherem Stuhlgang – also nichts Dramatisches. Wer jedoch blutverdünnende Medikamente einnimmt, sollte vorher mit einem Arzt oder einer Ärztin sprechen. Denn Kurkumin kann möglicherweise, wenn auch nur leicht, die Blutgerinnung beeinflussen.

Ingwer

Kaum ein Gewürz verschafft so schnell ein wohlig-warmes Gefühl wie Ingwer. Schon ein kleiner Schluck Ingwertee oder ein Stück der frischen Wurzel löst das typische Prickeln auf der Zunge aus. Verantwortlich dafür sind zwei Stoffe: Gingerole und Shogaole. Das sind Scharfstoffe, also natürliche Verbindungen, die für die Schärfe im Ingwer sorgen – ähnlich wie bei Chili, aber weniger brutal.

Doch Ingwer kann mehr als den Gaumen kitzeln. Im Körper wirken Gingerole und Shogaole wie natürliche Schmerzmittel – ganz ähnlich wie Medikamente aus der Apotheke, sogenannte nicht-steroidale Antirheumatika (NSAR), zu denen auch Ibuprofen zählt. Diese Mittel blockieren Enzyme, die an der Entstehung von Entzündungen beteiligt sind, vor allem die Cyclooxygenasen und Lipoxygenasen. Genau das tun auch die Wirkstoffe aus dem Ingwer.

Zusätzlich beeinflussen sie die NF-κB-Schaltzentrale. Das ist ein Mechanismus im Körper, der Entzündungen reguliert. Wenn NF-κB aktiviert ist, laufen entzündliche Prozesse auf Hochtouren. Ingwer hilft dabei, diesen Mechanismus herunterzufahren. Dadurch wird auch die Produktion von Prostaglandinen gesenkt, die Schmerzen und Entzündungen im Körper verstärken.

Ingwer hat aber noch ein zweites Ass im Ärmel: Er regt die Durchblutung an und aktiviert bestimmte Wärmefühler im Körper, die TRPV1-Rezeptoren. Diese sind auch für die Hitze verantwortlich, die man beim Essen einer scharfen Chili (Capsaicin) verspürt. Durch diese Stimulierung entsteht ein warmes, wohltuendes Gefühl, und gleichzeitig werden Schmerzsignale überlagert, was vor allem bei Muskel- und Gelenksbeschwerden hilfreich sein kann.

Im Jahr 2001 wurde eine klinische Studie durchgeführt, bei der Menschen mit Kniearthrose sechs Wochen lang täglich zweimal 260 Milligramm Ingwerextrakt bekamen. Da es sich um eine Doppelblindstudie handelte, wussten weder die Teilnehmenden noch die Forschenden, wer das echte Mittel und wer ein Placebo (also ein Scheinmedikament) bekam. In der Medikamentenforschung sorgt das für besonders zuverlässige Ergebnisse. Und die zeigten, dass die Ingwergruppe im Schnitt 25 Prozent weniger Schmerzen hatte, während es bei der Placebo-Gruppe nur rund zehn Prozent waren.

Auch weitere Studien, zum Beispiel aus dem Iran, konnten diesen Effekt bestätigen. Hier bekamen die Teilnehmer ein bis zwei Gramm pulverisierten Ingwer pro Tag, also die gemahlene Wurzel in Kapselform. In diesen Studien wurden Schmerzen deutlich reduziert.

Natürlich gibt es mittlerweile auch Metaanalysen, in denen viele Studien gemeinsam ausgewertet wurden. Ein Bericht der angesehenen Cochrane Collaboration aus dem Jahr 2015 stellte fest, dass Ingwer eine kleine bis mittlere schmerzlindernde Wirkung haben kann. Allerdings wurde auch darauf hingewiesen, dass viele der bisherigen Studien sehr unterschiedlich aufgebaut waren, was den Vergleich erschwert. Neuere Übersichtsarbeiten bestätigen den positiven Effekt, geben aber zu bedenken, dass manche sehr kleine Studien mit sehr hohen Ingwerdosen die Ergebnisse etwas überzeichnen könnten.

EMPFOHLENE MENGEN UND QUELLEN

Sie müssen Ingwer nicht in Kapseln pressen oder in wissenschaftlicher Dosis einnehmen, um davon zu profitieren. Im Alltag lässt er sich einfach und wirksam einsetzen. Bereits 2 bis 3 Gramm frischer Ingwer

– das entspricht ungefähr einem daumengroßen Stück – reichen aus, um die oben genannten Wirkstoffe in spürbarer Menge zu erhalten.

Wer es lieber genauer hat, kann natürlich auch auf standardisierte Ingwerkapseln zurückgreifen. Diese enthalten meist zwischen 250 und 500 Milligramm Gingerole.

Wichtig zu wissen: Wie viele pflanzliche Wirkstoffe entfaltet auch Ingwer seine volle Wirkung nicht sofort. Der Körper braucht eine gewisse Zeit, um einen sogenannten Wirkspiegel aufzubauen – also genug Wirkstoff im Blut, damit er auch etwas bewirken kann. In Studien zeigte sich meist nach vier bis acht Wochen eine spürbare Besserung der Beschwerden. Wer also auf natürliche Mittel setzt, braucht etwas Geduld, hat aber dafür oft weniger Nebenwirkungen.

Noch ein Tipp aus der Praxis: Ingwer kann gut mit anderen natürlichen Helfern kombiniert werden. Geeignete Partner sind zum Beispiel Kurkumin aus Kurkuma oder Omega-3-Fettsäuren aus Fisch oder Leinsamen. Diese drei Stoffe wirken an unterschiedlichen Stellen im Körper, um Entzündungen zu bremsen.

VERTRÄGLICHKEIT

Im Gegensatz zu klassischen Schmerzmitteln wie Ibuprofen oder Diclofenac, die bei längerem Gebrauch oft Magenprobleme verursachen, sind Nebenwirkungen bei Ingwer selten. Gelegentlich berichten Menschen über Sodbrennen oder leichten Durchfall – mehr aber auch nicht. Menschen, die blutverdünnende Medikamente (Cumarin-Antikoagulanzien) einnehmen, sollten, da Ingwer die Blutgerinnung ganz leicht beeinflussen kann, vorher ihren Arzt bzw. ihre Ärztin fragen – sicher ist sicher.

Knoblauch und Zwiebeln

Wenn in der Pfanne Zwiebeln rösten oder eine Knoblauchzehe im Mörser zerdrückt wird, liegt ein charakteristischer Geruch in der Luft, der Appetit macht: intensiv, leicht scharf und ein bisschen nach Schwefel. Dies ist ein Hinweis auf die besonderen Inhaltsstoffe, die nicht nur für den Geschmack, sondern auch für die Gesundheit wichtig sind.

Die Rede ist von den Organosulfiden. Dabei handelt es sich um natürliche Schwefelverbindungen, die vor allem in Lauchgewächsen vorkommen. Zu diesen gehören Zwiebeln, Knoblauch, Porree und Schnittlauch.

Einer der wichtigsten Stoffe in dieser Gruppe heißt Diallyldisulfid. Er entsteht, wenn Knoblauch zerkleinert wird – also genau dann, wenn es in der Küche anfängt, zu duften. Dass Knoblauch mehr kann als das Essen aromatisch aufzumischen, zeigt sich immer deutlicher – sogar auf Zellebene. Besonders bei Arthrose könnten Stoffe aus der Knolle eine wichtige Rolle spielen. Denn was im Kochtopf duftet, kann im Gelenk tatsächlich schützen.

In Laborversuchen mit Knorpelzellen zeigte sich, dass Diallyldisulfid die Aktivität bestimmter Enzyme bremsen kann, die für den Abbau des Gelenkknorpels verantwortlich sind. Konkret geht es um sogenannte Matrix-Metalloproteinasen, kurz MMPs. Das sind Enzyme, die Kollagen und Proteoglykane zerschneiden. Das sind wiederum zwei wichtige Bausteine des Knorpels, die ihm Stabilität und Elastizität geben. Bei Arthrose sind diese MMPs besonders aktiv und beschleunigen den Knorpelabbau. Diallyldisulfid konnte in Studien vor allem die Enzyme MMP-1, MMP-3 und MMP-13 blockieren, also genau die Molekularscheren, die am meisten Schaden anrichten.

Doch damit nicht genug: Der Schwefelwirkstoff hat auch auf Entzündungsprozesse Einfluss, vor allem auf einen inneren Steuermechanismus namens NF-κB. Dieser steuert viele entzündungsfördernde Gene im Körper. Wenn er überaktiv ist, läuft das Immunsystem auf Hochtouren – auch an Stellen, wo es eigentlich ruhig bleiben sollte. Diallyldisulfid bremst diesen Mechanismus und senkt zusätzlich die Bildung von Stickstoffmonoxid, einem aggressiven Sauerstoffmolekül, das Knorpelzellen zusätzlich schädigen kann.

Wissenschaftliche Erkenntnisse sind spannend, aber was am Ende zählt, ist die Frage: Wirkt das auch im echten Leben? Genau das haben Forschende untersucht, und die Ergebnisse sind tatsächlich sehr vielversprechend. Eine groß angelegte Studie kommt aus Großbritannien, genauer gesagt vom »TwinUK«-Zwillingsregister. Dabei handelt es sich um eine große wissenschaftliche Datenbank mit eineiigen Zwillingspaaren, die nahezu identisches Erbgut haben. Das ist perfekt für Studien, denn Unterschiede im Gesundheitszustand können hier nicht auf die Gene geschoben werden, sondern basieren auf Lebensstil, Umwelt oder eben der Ernährung.

In dieser Untersuchung wurden die Ernährungsgewohnheiten der Zwillinge verglichen. Es zeigte sich, dass die Zwillinge, die regelmäßig Lauchgemüse wie Knoblauch, Zwiebeln oder Porree aßen, deutlich weniger Gelenkschäden auf dem Röntgenbild hatten als ihre Geschwister, die seltener zu diesen Lebensmitteln griffen. Selbst bei gleicher DNA machte die schwefelreiche Ernährung offenbar einen signifikanten Unterschied. Der Gelenkverschleiß ging deutlich langsamer voran.

Weitere große Bevölkerungsstudien aus den USA und Asien bestätigen das Bild. Menschen, die regelmäßig Pflanzen aus der Lauchfamilie essen, haben seltener Arthrose, und wenn doch, dann verläuft sie oft langsamer. In der Fachsprache nennt man das eine geringere Prävalenz (also selteneres Vorkommen) und eine niedrigere Progressionsrate (die Krankheit schreitet langsamer voran).

EMPFOHLENE MENGEN UND QUELLEN

Schon eine Knoblauchzehe oder eine mittelgroße Zwiebel pro Tag reicht aus, um eine spürbare Menge des aktiven Wirkstoffs Diallyldisulfid aufzunehmen. Beim Kochen gibt's allerdings was zu beachten: Sanftes Erhitzen in Olivenöl hilft, die wertvollen Organosulfide zu erhalten. Scharfes Anbraten oder gar Verbrennen hingegen zerstört sie und lässt nur den Geruch zurück. Wer empfindlich auf rohen Knoblauch reagiert oder öfter Magenprobleme hat, kann ihn kurz mit heißem Wasser überbrühen, das macht ihn milder. Alternativ bieten sich Porree oder Frühlingszwiebeln an. Die sind sanfter im Geschmack, aber ebenfalls reich an gesunden Schwefelverbindungen.

VERTRÄGLICHKEIT

Lauchgemüse ist allgemein gut verträglich. Roh verzehrt, kann Knoblauch Sodbrennen und die typische Knoblauchfahne verursachen. In sehr hohen Mengen von über fünf Gramm am Tag kann er die Blutgerinnung leicht beeinflussen. Wenn Sie Medikamente wie Cumarin-Antikoagulantien einnehmen, sprechen Sie vorher mit Ihrem Arzt bzw. Ihrer Ärztin.

Grüner Tee

Ein Becher frisch aufgebrühter grüner Tee gilt vielen als Inbegriff der Ruhe. Ein kleiner Moment der Achtsamkeit im Alltagsstress. Doch in dem bitter-herben Aufguss steckt mehr als Entspannung: Grüner Tee enthält hochwirksame Pflanzenstoffe, die dem Körper bei der Abwehr von Entzündungen helfen können. Verantwortlich dafür ist der sekundäre Pflanzenstoff Epigallocatechingallat, kurz EGCG. Das ist ein Polyphenol, das die Teepflanze zum eigenen Schutz bildet und das im menschlichen Körper sehr vielseitige Effekte hat.

EGCG gehört zu den stärksten natürlichen Entzündungshemmern, die in Pflanzen zu finden sind. Seine spezielle Molekülstruktur erlaubt es ihm, freie Radikale unschädlich zu machen, die Zellen angreifen und so auch Arthrose verschlimmern können.

Darüber hinaus blockiert EGCG tatsächlich mehrere Signalwege gleichzeitig, die im Körper kleine Feuer entfachen und Entzündungen am Laufen halten. Bei Arthrose betrifft das vor allem die Knorpel und das umliegende Gewebe in den Gelenken. Grüner Tee wirkt hier wie ein innerer Feuerlöscher.

Forschende haben sich EGCG in verschiedenen Studien genau angesehen – vom Reagenzglas bis hin zur Wirkung im Menschen.

Zunächst wurde das Polyphenol in Zellkulturen, also an isolierten Körperzellen im Labor, getestet. Dabei zeigte sich, dass es die Produktion entzündungsfördernder Signalstoffe senkt, darunter Zytokine wie Interleukin-1β und TNF-α. Gleichzeitig hemmte es die Matrix-Metalloproteinasen, Enzyme, die normalerweise das Kollagengerüst des Knorpels angreifen. Es zeigte sich, dass EGCG diesen Abbauprozess deutlich bremst. In den Versuchen sank bereits nach wenigen Stunden die Aktivität dieser schädlichen Enzyme.

Auch Tierversuche unterstützen diesen positiven Eindruck. In Studien mit Mäusen mit Kniearthrose konnte gezeigt werden, dass jene Nager, die EGCG über das Trinkwasser erhielten, deutlich mehr Knorpelgewebe behielten als ihre unbehandelten Artgenossen. Zusätzlich waren die Entzündungswerte in den Gelenken deutlich niedriger. In einem Versuch kam der Krankheitsverlauf sogar fast zum Stillstand, sobald die Tiere regelmäßig EGCG bekamen.

Und wie sieht es beim Menschen aus? Die bisherigen Studien mit Arthrosepatienten und -patientinnen sind zwar noch klein, aber sie machen Hoffnung. In ersten Pilotstudien tranken die Teilnehmenden täglich zwei bis drei Tassen hochwertigen grünen Tee oder nahmen EGCG-Kapseln. Die Werte des Entzündungsmarkers CRP (C-reaktives Protein) sanken daraufhin, und die Probandinnen und Probanden berichteten von weniger Knieschmerzen.

Auch in einer kleinen Doppelblindstudie zeigte sich nach zwölf Wochen eine messbare Verbesserung der Gelenkfunktion.

Aktuell bleibt die Fachwelt noch vorsichtig, und Übersichtsarbeiten warnen vor zu viel Euphorie. Die bisherigen Studien sind klein, die verwendeten EGCG-Produkte nicht einheitlich, und Placeboeffekte lassen sich nicht ausschließen. Große, gut gemachte Studien mit vielen Teilnehmenden stehen noch aus.

EMPFOHLENE MENGEN UND QUELLEN

Schon 2 bis 3 Tassen frisch aufgebrühter grüner Tee pro Tag reichen aus, um eine wirksame Menge EGCG aufzunehmen. Das entspricht etwa 400 bis 600 Milligramm und damit der Dosis, die in vielen Beobachtungsstudien mit positiven Effekten auf Herz, Kreislauf und Entzündungen im Körper in Verbindung gebracht wird.

Wer die Zufuhr gezielter angehen möchte, kann auf Kapseln mit hochreinem EGCG zurückgreifen. Diese enthalten meist 300 bis 600 Milligramm und kommen vor allem in wissenschaftlichen Studien zum Einsatz. Dabei ist Qualität besonders wichtig: Die Kapseln sollten aus vertrauenswürdiger Herstellung stammen, da schlecht verarbeitete Präparate ebenso wie sehr hohe Dosen in seltenen Fällen die Leber belasten können, vor allem bei empfindlichen Personen.

VERTRÄGLICHKEIT

Und was ist mit dem Koffein? Grüner Tee enthält – wie schwarzer Tee oder Kaffee – eine gewisse Menge davon. Wer darauf empfindlich reagiert, etwa mit Nervosität oder Schlafproblemen, sollte den Tee am besten vormittags trinken. Alternativ gibt es auch entkoffeinierte Grünteeextrakte, die EGCG enthalten, aber nicht wach halten.

Hagebutte

Wenn im Spätherbst die kleinen, leuchtend roten Früchte an den Zweigen der Wildrosen hängen, kündigen sie das Ende des Sommers an. Und die Hagebutten bringen gleich zwei Geschenke aus der Natur mit: zum einen eine hohe Dosis Vitamin C und zum anderen einen eher unbekannten Wirkstoff mit dem Kürzel GOPO.

Vitamin C stärkt das Immunsystem, schützt die Zellen vor schädlichen Einflüssen und unterstützt die Bildung von Kollagen, das für Gelenke und Bindegewebe wichtig ist. Für Arthrosepatienten und -patientinnen ist jedoch der andere Wirkstoff noch interessanter. Bei GOPO handelt es sich um ein Galaktolipid, ein Fettzuckermolekül mit entzündungshemmender Wirkung. Es gehört zu den sekundären Pflanzenstoffen und hilft, Entzündungen zu bremsen.

Traditionell wird die Hagebutte seit Jahrhunderten getrocknet und gemahlen. Wir haben bestimmt alle schon einen Hagebuttentee getrunken. Was früher vor allem ein Volksheilmittel war, bekommt heute durch neue wissenschaftliche Studien ein solides Fundament. Forscher untersuchen die Wirkung von GOPO gezielt bei Gelenkserkrankungen, und die ersten Ergebnisse bestätigen: Da steckt mehr in der Frucht, als man auf den ersten Blick vermutet.

In mehreren Studien wurde die Wirkung von Hagebuttenpulver bei Arthrose untersucht – jeweils im Vergleich zu einem Placebo, also einem Scheinpräparat ohne Wirkstoff. Solche placebokontrollierten Studien sind besonders aussagekräftig, weil sie helfen, den echten Effekt eines Mittels von reinen Erwartungseffekten zu trennen.

In einer Studie aus Dänemark testete man Hagebuttenpulver an 94 Probanden und Probandinnen mit Knie- oder Hüftarthrose. Über drei Monate hinweg nahmen die Teilnehmenden täglich fünf Gramm ein. Das Ergebnis war sehr überzeugend, denn die Schmerzintensität sank um etwa 30 Prozent, und die Teilnehmenden konnten sich deutlich weiter und länger bewegen.

Auch in Großbritannien kam man zu ähnlichen Ergebnissen. Dort beobachteten Forschende bei 89 Betroffenen, dass sich nach vier Monaten die Beweglichkeit im Knie nahezu verdoppelte.

Mehrere solcher Einzelstudien wurden in Metaanalysen zusammengefasst. Das Ergebnis war, dass Hagebuttenpräparate in den meisten Fällen zu einer mittleren, aber klinisch relevanten Schmerzreduktion führten. Bei einigen Patientinnen und Patienten konnte sogar der Bedarf an herkömmlichen Schmerzmitteln gesenkt werden.

Natürlich unterscheiden sich die genauen Studienmethoden zum Teil, etwa in Dauer, Dosierung oder der Form des Präparats. Trotzdem lässt sich ein roter Faden erkennen: weniger Schmerz, mehr Beweglichkeit, keine nennenswerten Nebenwirkungen.

EMPFOHLENE MENGEN UND QUELLEN

Hagebuttenpulver ist eine einfache Möglichkeit, die Kraft dieser Frucht im Alltag zu nutzen. Die typische Dosierung liegt bei 5 bis 10 Gramm pro Tag, das entspricht etwa 1 bis 2 Teelöffeln. Das lässt sich leicht in Joghurt, Müsli oder Fruchtsaft einrühren und somit schnell und einfach in die tägliche Ernährung integrieren, ohne dass man groß etwas umstellen muss.

Was die Wirkung betrifft, braucht es ein wenig Geduld. In den meisten Studien zeigten sich die ersten spürbaren Effekte nach zwei bis vier Wochen.

VERTRÄGLICHKEIT

Auch bei der Verträglichkeit schneidet Hagebuttenpulver gut ab. Die meisten Menschen haben keine Probleme nach dem Genuss. Gelegentlich berichten Einzelne von leichtem Sodbrennen, vor allem bei empfindlichem Magen. Das können Sie aber vermeiden, wenn Sie das Pulver mit einer Mahlzeit einnehmen. Allergische Reaktionen sind sehr selten, können aber wie bei jedem Naturprodukt nie ganz ausgeschlossen werden.

Ein kleiner Hinweis noch für Menschen mit Diabetes: Da das Pulver einen gewissen Anteil an natürlichen Kohlenhydraten enthält, sollten Sie den Blutzuckergehalt im Blick behalten – besonders bei höherer Dosierung.

Weihrauch

Weihrauch kannte ich bisher vor allem aus Kirchen, wo sein würziger Duft seit Jahrtausenden in der Luft liegt. Doch das milchige Harz des indischen Boswelliabaums hat sich auch als überraschend wirksam gegen Gelenkentzündungen erwiesen.

Die Wirkstoffe im Weihrauch heißen Boswelliasäuren. Anders als flüchtige Duftstoffe wie ätherische Öle bleiben sie auch nach dem Verbrennen des Harzes erhalten. Nimmt man sie gezielt als Extrakt ein, können sie im Körper dort aktiv werden, wo Entzündungen und Knorpelabbau chronische Gelenkserkrankungen wie Arthrose verschlimmern.

Auf molekularer Ebene zeigt Weihrauch gleich mehrere positive Effekte. Zunächst hemmen die Boswelliasäuren das Enzym Arachidonat-5-Lipoxygenase (5-LOX), wodurch Entzündungen und Schmerzen reduziert werden. Gleichzeitig beeinflusst Weihrauch den NF-κB-Signalweg, der viele Entzündungsprozesse im Körper steuert. Und als wäre das noch nicht genug, hemmen Boswelliasäuren zusätzlich die Matrix-Metalloproteinasen, die den Knorpel im Gelenk abbauen. Das Ergebnis ist ein dreifacher Schutz: weniger Entzündung, weniger Schmerz, weniger Knorpelabbau.

Die Wirkung von Weihrauch ist inzwischen durch mehrere Studien belegt. Eine aktuelle Metaanalyse hat sechs gut gemachte Untersuchungen mit insgesamt über 500 Arthrosepatienten und -patientinnen zusammengefasst. Die Auswertung konnte bestätigen, dass Boswelliaextrakt Schmerzen und Steifigkeit spürbar stärker senkte als ein Placebo.

EMPFOHLENE MENGEN UND QUELLEN

Die Dosis lag in der Mehrheit der Studien bei 100 bis 250 Milligramm Boswelliasäuren pro Tag – meist aufgeteilt auf zwei Kapseln.

VERTRÄGLICHKEIT

In den untersuchten Mengen wurde Weihrauch gut vertragen. Nebenwirkungen traten nur vereinzelt auf und waren überwiegend mild, etwa leichtes Sodbrennen oder gelegentliche Übelkeit. Schwerwiegende Probleme mit Leber oder Nieren wurden nicht beobachtet.

Teufelskralle

Mitten in der trockenen Savanne Namibias wächst eine stachelige Pflanze mit dem unheimlichen Namen Teufelskralle. Den verdankt sie den hakenartigen Früchten, die sich öfter in Tierfellen und Kleidung verfangen. Die knollenartigen Wurzeln sind für unsere Zwecke aber viel interessanter. In ihnen findet sich Harpagosid. Das ist ein Bitterstoff-Glykosid, also ein pflanzlicher Wirkstoff mit bitterem Geschmack, der in der medizinischen Pflanzenkunde für seine entzündungshemmenden und schmerzlindernden Eigenschaften bekannt ist.

Im Körper wirkt Harpagosid auf mehreren Ebenen. Es hemmt unter anderem die Bildung entzündungsfördernder Substanzen wie Prostaglandine und Leukotriene, zwei Arten chemischer Botenstoffe, die Schmerzen und Schwellungen verstärken. Wenn diese Enzyme blockiert werden, gehen Entzündungen zurück – ganz ohne die Magen-Darm-Belastung, die viele klassische Schmerzmittel verursachen.

Darüber hinaus scheint Harpagosid auch den Tumornekrosefaktor-α (TNF-α) – einen besonders aggressiven Entzündungsstoff – zu drosseln und die Aktivität zellschützender Enzyme anzuregen. Das sorgt für eine milde, aber breit wirksame Entzündungshemmung, die sich über die Zeit aufbaut.

Die Wirkung der Teufelskralle ist gut untersucht, und das nicht nur in der Theorie, sondern auch am Menschen. In einer Doppelblindstudie mit 122 Personen, die unter Knie- oder Hüftarthrose litten, wurde Teufelskrallenextrakt direkt mit einem klassischen Medikament verglichen: 60 Milligramm Harpagosid pro Tag gegen 100 Milligramm Diacerein, einem gängigen Antirheumatikum. Das Ergebnis nach 16 Wochen war, dass beide Gruppen eine Schmerzreduktion von etwa 35 Prozent hatten und ihre Gelenke spürbar besser bewegen konnten.

Auch Metaanalysen konnten diesen Effekt bestätigen. Sechs hochwertige Studien zeigen, dass Teufelskrallenextrakte mit mehr als 50 Milligramm Harpagosid pro Tag im Durchschnitt eine klinisch spürbare Schmerzreduktion erzielen. Das ist vergleichbar mit niedrigen Ibuprofendosen, hat jedoch weniger Nebenwirkungen.

EMPFOHLENE MENGEN UND QUELLEN

Die empfohlene Tagesdosis liegt zwischen 50 und 100 Milligramm Harpagosid, was etwa 2,5 bis 4,5 Gramm getrocknetem Wurzelextrakt entspricht. Erste Effekte zeigen sich oft nach zwei bis vier Wochen, aber für eine zuverlässige Einschätzung sollten Sie sich lieber acht Wochen Zeit nehmen.

VERTRÄGLICHKEIT

Die Verträglichkeit ist insgesamt gut. Gelegentlich kommt es zu leichtem Durchfall oder Sodbrennen, aber ernste Nebenwirkungen sind eher ungewöhnlich. Da der Geschmack der Wurzel sehr bitter ist, wird der Extrakt meist in magensaftresistenten Kapseln oder Tabletten angeboten. So landet er nicht auf der Zunge, sondern wird erst im Darm freigesetzt.

Brennnessel

Die Brennnessel ist für viele erst einmal ein Ärgernis, wenn es bei Berührung juckt und brennt. Doch die wild wachsende Pflanze mit den fein behaarten Blättern hat im Inneren einiges zu bieten. Sie war schon im Mittelalter Teil der Hausapotheke. Damals wurden zerstoßene Blätter als Umschläge auf schmerzende Gelenke gelegt. Heute wissen wir, dass diese alte Methode tatsächlich eine biochemische Grundlage hat.

Die grünen Blätter enthalten eine ganze Reihe von natürlichen Wirkstoffen, die im Körper Entzündungen hemmen. Dazu gehören die sekundären Pflanzenstoffe Kaffeesäure- und Chlorogensäurederivate, Flavonoide und Lignane.

Auch wenn die Brennnessel keine Wunderpflanze ist, sprechen erste klinische Daten für ihre Wirksamkeit. In einer deutschen Beobachtungsstudie nahmen über 200 Patienten und Patientinnen, die an Knie- oder Hüftarthrose litten, über drei Monate hinweg täglich dreimal 200 Milligramm eines standardisierten Brennnesselextrakts ein. In den folgenden Wochen sanken Schmerzen und Steifigkeit um rund 30 Prozent, und die Beweglichkeit verbesserte sich messbar. Der Verbrauch klassischer Schmerzmittel (wie Ibuprofen) konnte um etwa ein Drittel reduziert werden.

Auch kleinere randomisierte Studien bestätigen diesen Trend. Hier zeigte sich vor allem ein Rückgang der Morgensteifheit.

Die wissenschaftliche Beweislage ist derzeit noch nicht so umfassend wie etwa bei Kurkuma oder Weihrauch. Viele Studien zur Brennnessel sind klein und nicht immer streng kontrolliert. Doch die beobachteten Verbesserungen bei Arthrose sind klinisch relevant. Deshalb wird die Brennnessel heute auch in europäischen Phytoleitlinien – also offiziellen Empfehlungen für pflanzliche Therapien – als unterstützende Maßnahme empfohlen. Besonders interessant ist sie für Menschen, die ihre Dosis an klassischen Schmerzmitteln reduzieren oder Alternativen ausprobieren möchten.

EMPFOHLENE MENGEN UND QUELLEN

Brennnessel kann auf verschiedene Arten genutzt werden. Am bekanntesten ist der Genuss von Brennnesseltee. Sie können auch Kapseln einnehmen, oder Sie greifen auf einen äußerlichen Umschlag zurück.

Die übliche Tagesdosis liegt bei 600 bis 1200 Milligramm Extrakt, aufgeteilt auf mehrere Portionen. Beim Tee reichen 2 bis 3 Tassen täglich, allerdings ist die Wirkstoffkonzentration etwas niedriger.

VERTRÄGLICHKEIT

Die Verträglichkeit gilt als gut. Nur selten wird von leichten Magenbeschwerden oder Hautreaktionen berichtet. Da Brennnessel etwas harntreibend wirkt, sollten Menschen mit Herz- oder Nierenerkrankungen die Einnahme mit einer Ärztin oder einem Arzt besprechen.

BEWEGUNG IST DIE BESTE MEDIZIN

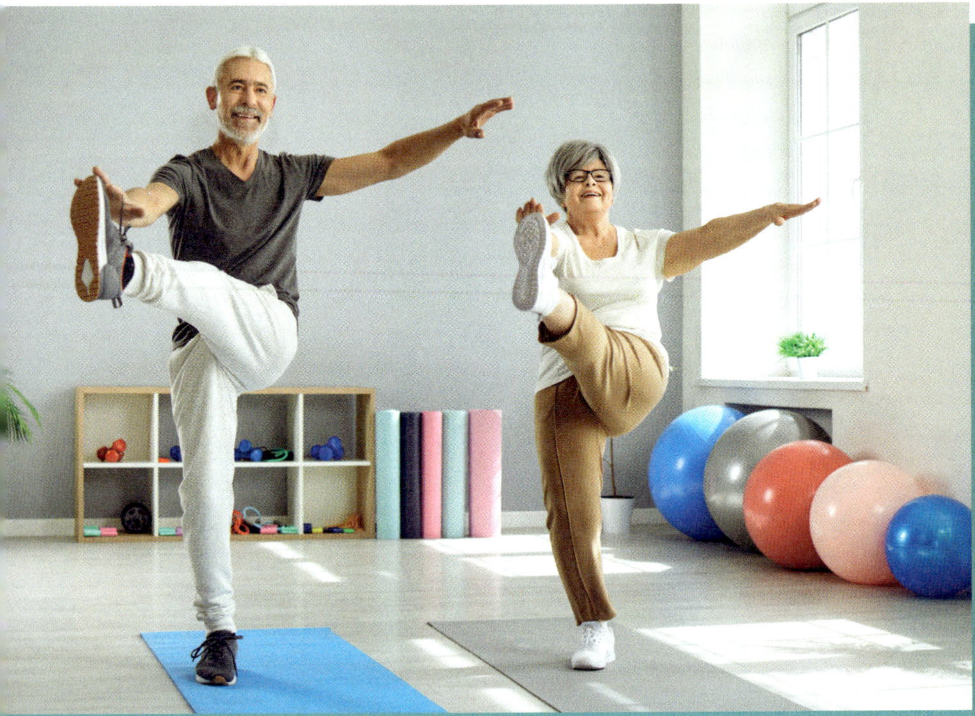

Meine Patienten und Patientinnen wissen schon, dass sie bei mir nicht ohne ein behandlungsbegleitendes Bewegungsprogramm davonkommen. Ob gezieltes Krafttraining, Ausdauersport, Mobilisations- oder Koordinationsübungen – für mich gehört Bewegung genauso zur Behandlung wie die manuelle osteopathische Therapie selbst. Und das aus gutem Grund.

Gerade bei Arthrose ist längst klar, dass Bewegung ein zentraler Baustein jeder Therapie sein sollte. Die Zeiten, in denen man schmerzende Gelenke einfach ruhiggestellt hat, sind vorbei. Heute ist bekannt, dass Bewegung Schmerzen lindert, den Verschleiß bremst und die Lebensqualität deutlich verbessern kann.

Doch Bewegung ist nicht gleich Bewegung. Verschiedene Trainingsformen wirken auf unterschiedliche Weise – direkt im Gelenk oder indirekt über andere Strukturen im Körper. Krafttraining stabilisiert das Gelenk durch eine stärkere muskuläre Führung. Ausdauertraining verbessert die Durchblutung und damit die Versorgung des Knorpels. Mobilisationsübungen erhalten oder erhöhen die Beweglichkeit – und das nicht nur im betroffenen Gelenk, sondern auch in angrenzenden Bereichen. Koordinationstraining schließlich schult das Zusammenspiel von Nerven und Muskeln und beugt so Fehlbelastungen vor.

Körperliche Aktivität wirkt stärkend auf Muskeln und Gelenke und hilft auch, überflüssige Pfunde loszuwerden. Das ist ebenfalls ein wichtiger Faktor in der Arthrosetherapie. Denn Fettgewebe ist nicht einfach ein Energiespeicher, sondern ein aktiver Entzündungsherd. Wer regelmäßig in Bewegung kommt, baut die körpereigenen Rettungsringe gezielt ab und senkt so das Risiko für stille Entzündungen, die den Krankheitsverlauf negativ beeinflussen können.

KRAFTTRAINING (MUSKELSTÄRKUNG)

Noch vor wenigen Jahrzehnten galt Krafttraining als Risikofaktor für Arthrose. Groß war die Sorge, dass mechanische Belastung – etwa durch Kniebeugen oder Hanteltraining – den Knorpel abnutzen und die Gelenke schädigen könnte. Daher waren oftmals Schwimmen oder entspanntes Nordic Walking das höchste der Gefühle, was die Betroffenen ihren arthrotischen Gelenken noch zumuten durften. Heute wissen wir, dass das Gegenteil richtig ist: Statt Knorpel abzuschmirgeln, kann gezieltes Krafttraining den Verlauf einer Arthrose positiv beeinflussen – und zwar auf mehreren Ebenen.

Belastung füttert den Knorpel

Ein gesunder Gelenkknorpel lebt von Bewegung. Anders als viele andere Gewebe wird er nicht direkt über Blutgefäße versorgt, sondern über die Gelenkflüssigkeit. Diese wird bei Belastung in den Knorpel gepresst und bei Entlastung wieder herausgezogen – ähnlich wie bei einem Schwamm. Dieses Wechselspiel sorgt dafür, dass die Nährstoffe in das Gewebe hineingelangen und Abfallstoffe abtransportiert werden. Übungen wie Kniebeugen oder Ausfallschritte bewirken also keine Abnutzung, sondern eine bessere Ernährung des Knorpels.

Starke Muskeln entlasten geschwächte Gelenke

Ein weiterer Vorteil des Krafttrainings liegt im Muskelaufbau. Starke Muskeln stabilisieren die Gelenke und fangen einen Teil der Belastung ab. Gerade bei Arthrose, wenn Knorpelmasse bereits reduziert ist, wird dieser Puffer umso wichtiger. Dann kann gezieltes Muskeltraining den Druck auf den geschädigten Gelenkanteil mindern. Das merken Sie etwa im Knie, in der Hüfte oder im Sprunggelenk.

Viele Menschen mit Arthrose berichten, dass regelmäßiges Krafttraining ihre Schmerzen reduziert und ihre Beweglichkeit verbessert hat. Das gilt nicht nur für das betroffene Gelenk selbst, sondern für den ganzen Bewegungsapparat: Treppensteigen, Aufstehen, Spazierengehen – all das fällt leichter, wenn die Muskulatur kräftiger ist. Zudem wirkt Training oft auch gegen die Gelenksteifheit, die viele Arthrosepatienten und -patientinnen quält, insbesondere morgens oder nach Ruhephasen.

Indirekte Effekte von Krafttraining bei Arthrose

Krafttraining wirkt nicht nur direkt auf Gelenke und Muskeln, es entfaltet auch eine ganze Reihe indirekter Effekte, die bei Arthrose oft übersehen werden. Sie profitieren also auf mehreren Ebenen, wenn Sie regelmäßig üben – körperlich, hormonell, mental und sozial.

MUSKELAUFBAU HILFT BEIM ABNEHMEN

Durch Krafttraining bauen Sie Muskeln auf. Das ist gut. Diese Muskeln wollen dann aber auch versorgt werden und verbrauchen Energie. Ihr Körper verbrennt selbst in Ruhe mehr Kalorien. Wenn Sie also ein paar unliebsame Pfunde loswerden wollen, kommen Sie am Krafttraining nicht vorbei.

KNOCHENDICHTE

Gerade bei Arthrose in der Hüfte oder an der Wirbelsäule führt Krafttraining noch zu einem weiteren Effekt: Es verbessert nachweislich die Knochendichte. Denn auch Knochen sind lebendige Strukturen, die sich ihrer Umwelt anpassen. Durch die Muskelarbeit ziehen die Sehnen am Knochen. Das führt zu einem Aufbaureiz, der den Knochen stabiler macht. In der Folge sinkt das Risiko für Knochenbrüche. Liebe Senioren und Seniorinnen, macht Krafttraining!

WENIGER MEDIKAMENTE, MEHR LEBENSQUALITÄT

Ein gezieltes Training erzielt häufig bessere Ergebnisse als eine reine Schmerzmitteltherapie – und das ganz ohne die typischen Nebenwirkungen. Viele meiner Patientinnen und Patienten berichten, dass sie durch regelmäßiges Üben seltener oder in geringerer Dosis auf Medikamente angewiesen sind. Krafttraining regt nämlich die Ausschüttung körpereigener Endorphine an. Das sind natürliche Schmerzmittel, die zudem die Stimmung heben.

STÄRKERER KÖRPER, STÄRKERER GEIST

Starke Muskeln verändern auch das Verhältnis zur eigenen Erkrankung. Wer spürt, dass Bewegung möglich ist und sogar guttut, verliert die Angst vor Belastung. Das Vertrauen in den eigenen Körper wächst ebenso wie das Selbstbewusstsein. Ich höre immer wieder von Patientinnen und Patienten, dass sie durch das Training aktiver am sozialen Leben teilnehmen: Spaziergänge, Gartenarbeit oder kleine Reisen erscheinen endlich wieder machbar. Auch das trägt maßgeblich zur Lebensqualität bei.

AUSDAUERTRAINING (HERZ-KREISLAUF-STIMULATION)

Beim Ausdauertraining geht es um eine gezielte Kräftigung des Herz-Kreislauf-Systems. Das Ziel ist, die körperliche Belastbarkeit und Durchhaltefähigkeit zu verbessern. Wenn Sie von Arthrose betroffen sind, profitieren Sie gleich mehrfach, denn diese Form des Sports wirkt sich sowohl direkt als auch indirekt vorteilhaft auf Ihre Gelenke aus. Wer regelmäßig seine Ausdauer trainiert, stärkt das Herz, optimiert die Sauerstoffaufnahme und steigert die Energieeffizienz im gesamten Körper.

Im Gegensatz zum Krafttraining, bei dem der Fokus auf Muskelzuwachs und Maximalkraft liegt, steht beim Ausdauertraining im Vordergrund, die Kondition zu fördern – also die Fähigkeit des Körpers, eine Leistung über einen längeren Zeitraum aufrechtzuerhalten, ohne zu ermüden. Das betrifft nicht nur sportliche Aktivitäten, sondern auch ganz alltägliche Anforderungen wie Treppensteigen, Spazierengehen oder Hausarbeit.

Ihre Gelenke lieben Bewegung. Durch die gleichmäßigen Abläufe werden sie ordentlich in Schwung gebracht, wodurch die Gelenkschmiere schön klar und flüssig wird. Gleichzeitig wird der Knorpel bei jeder Bewegung wie ein Schwamm durchwalkt. Wie beim Krafttraining kann er so viel mehr Nährstoffe aufnehmen bzw. Abfallstoffe abtransportieren. So fördert Ausdauertraining die Ernährung des Gelenks auf natürliche Weise.

Sie werden sich durch regelmäßiges Ausdauertraining beweglicher fühlen, denn die Gelenksteifheit, die vor allem morgens oder nach längeren Ruhephasen auftritt, nimmt ab. Der Gang wird geschmeidiger, das Aufstehen fällt leichter, Treppensteigen wird weniger zur Qual. Insbesondere bei Arthrose der Wirbelsäule oder der großen tragenden Gelenke – Hüfte, Knie, Sprunggelenk – profitieren Sie vom Training im Wasser oder auf dem Fahrrad. Denn hier wird die Muskulatur aktiviert, ohne das Gelenk übermäßig zu belasten.

Flüssiger gehen, leichter leben

Wichtig ist, dass die Belastung gleichmäßig, gelenkschonend und an das eigene Leistungsniveau angepasst ist. Sprunglastige Sportarten oder schnelles Stop and Go wie beim Tennis sind bei fortgeschrittener Arthrose eher kontraproduktiv. Sanfte, rhythmische Bewegung ist der Schlüssel.

Zu den beliebtesten Ausdauersportarten zählen Joggen, Radfahren, Schwimmen, Nordic Walking, Rudern, Inlineskating, Skilanglauf und seit einiger Zeit auch Stand-up-Paddling. Jede dieser Sportarten bringt eigene Trainingsreize mit sich. Radfahren und Schwimmen eignen sich hervorragend für längere Beanspruchung ohne hohe Stoßbelastung, und Rudern stärkt nicht nur das Herz-Kreislauf-System, sondern auch die Rücken- und Schultermuskulatur. Stand-up-Paddling kombiniert Gleichgewicht, Ausdauer und Naturerlebnis ebenso wie Skilanglauf, der in der kalten Jahreszeit zu den effektivsten Ganzkörperausdauertrainings zählt.

Lange Zeit galt Joggen bei Arthrose als tabu. Durch die Stoßbelastungen, hieß es, würde der Knorpel zusätzlich geschädigt werden. Das ist so allerdings nicht richtig. Knorpel wird ja über Kompression und Dekompression ernährt – und genau das passiert beim Joggen. Trotzdem würde ich es nicht uneingeschränkt empfehlen. Das gilt besonders, wenn Sie gerade ganz frisch mit Sport beginnen, ein paar Kilo zu viel mit sich herumtragen und starke belastungsabhängige Arthroseschmerzen haben. In diesem Fall könnte es sinnvoller sein, mit den zuvor genannten Disziplinen zu beginnen.

Tipps für den richtigen Einstieg

Wenn Sie den für Sie passenden Sport gefunden haben, heißt es: loslegen. Um Spaß und Effektivität optimal zu verbinden, sollten Sie ein paar Grundsätze beachten.

WENIGER IST MEHR

Bevor ich meine erste Praxis aufmachte, habe ich viele Jahre als Personal Trainer gearbeitet. Dabei fiel mir immer wieder auf, dass meine Klienten und Klientinnen zu schnell zu viel erreichen wollten. Besonders beliebt war der Jahresbeginn, wenn alle ihre guten Vorsätze verwirklichen wollten. Dieses Strohfeuer der Aktivität erlosch allerdings immer schnell wieder. Kein Wunder, wenn man sich beim Sport so sehr fordert, dass in den folgenden Tagen alles wehtut. Dann ist der Antrieb gering, die nächste Trainingseinheit zu starten. Besonders, wenn Sie bisher nicht sooo sportlich waren, ist es wichtig, das zarte Pflänzchen der Motivation nicht direkt mit Übereifer zu zerstampfen. Beim Ausdauertraining bedeutet das, dass die Belastung so niedrig sein sollte, dass Sie sich dabei noch problemlos mit jemandem unterhalten können.

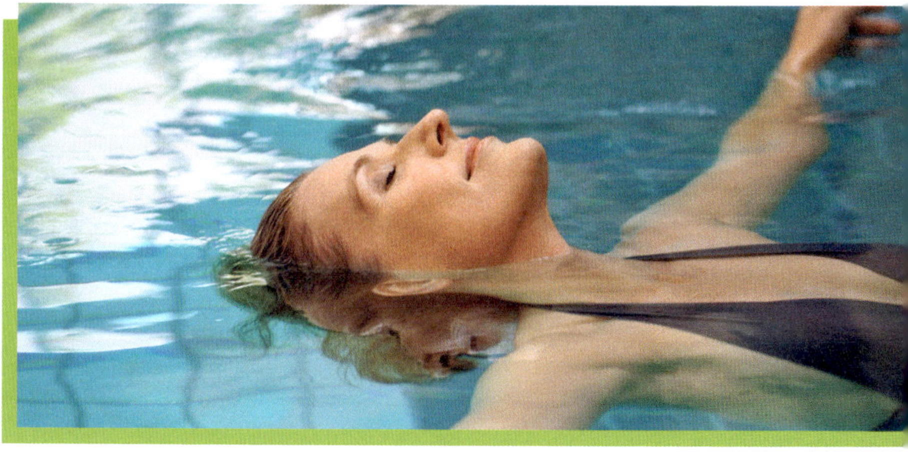

DER PULS GIBT DEN TAKT VOR

Ich empfehle das GA1-Training. Das ist ein niedrigintensives Grundlagenausdauertraining als Basis jeder Sporteinheit. Mittels einer Pulsuhr können Sie kontrollieren, wie schnell Ihr Herz gerade schlägt. Das zeigt Ihnen, wie anstrengend die Bewegung für Ihren Körper ist.

Eine einfache Methode zur Berechnung Ihres Trainingspulses ist: Maximalpuls = 220 – Lebensalter. Üben sollten Sie in einem Bereich von 60 bis 80 Prozent dieses Maximalpulses.

In meinem Fall würde die Berechnung so aussehen:

220 – 46 (mein Alter) = 174

Wenn ich mit einer Intensität von 70 Prozent trainieren möchte, wäre mein Zielpuls: 122. Ich würde im Training nun versuchen, meinen Puls zwischen 110 und 130 zu halten.

Diese Methode ist sehr einfach und kann auch angewendet werden, wenn Sie Blutdruck senkende Medikamente einnehmen. In diesem Fall können Sie mit 60 Prozent anfangen. Informieren Sie aber trotzdem Ihre behandelnden Ärzte und Ärztinnen – auch wenn ich mir sicher bin, dass diese Ihnen bereits Ausdauertraining empfohlen haben.

Sie können die Intensität Ihres Work-outs nach und nach steigern:

- **Herzfrequenzzone 1:** 50 bis 60 % Ihres Maximalpulses einspricht einem sehr leichten Ausdauer- bzw. Regenerationstraining.
- **Herzfrequenzzone 2:** 60 bis 70 % Ihres Maximalpulses entspricht einem leichten Ausdauertraining.
- **Herzfrequenzzone 3:** 70 bis 80 % Ihres Maximalpulses entspricht einem moderaten Ausdauertraining.
- **Herzfrequenzzone 4:** 80 bis 90 % Ihres Maximalpulses entspricht einem fortgeschrittenen Ausdauertraining.

Herz stärken – Ausdauer für den Alltag

Ausdauertraining macht nicht nur die Gelenke beweglicher – es stärkt vor allem auch Herz, Kreislauf und Lunge. Das bedeutet für Sie: mehr Puste beim Treppensteigen, weniger Erschöpfung im Alltag, mehr Freude an Aktivität. Für viele Arthrosepatienten und -patientinnen ein echter Wendepunkt. Die gefühlte Belastbarkeit steigt und mit ihr das Zutrauen zum eigenen Körper.

Besonders schön ist zu beobachten, wie sich die Stimmung verbessert. Die gleichmäßige Bewegung regt die Ausschüttung körpereigener Endorphine an – Glückshormone, die Schmerzen lindern und das Wohlbefinden steigern. Manche Patientinnen und Patienten beschreiben diesen Effekt als sanften Energieschub, andere einfach als gute Laune nach dem Training.

Gewicht reduzieren – Entlastung auf allen Ebenen

Durch die regelmäßige Bewegung steigt der Kalorienverbrauch – je nach Intensität und Körpergewicht verbrennen Sie beim einstündigen Radeln etwa 500 Kalorien. Wer kontinuierlich übt, kann auf Dauer Gewicht verlieren, und das ohne Diätstress. Das Ausdauertraining verbessert auch die Fähigkeit Ihres Körpers, Fett zu verstoffwechseln. Genauer gesagt, werden die Mitochondrien besser darin, Körperfett für die Energiebereitstellung zu nutzen.

Mitochondrien sind die kleinen Kraftwerke in unseren Zellen. Sie sorgen dafür, dass aus Zucker, Fett und Sauerstoff Energie entsteht – und zwar in einer Form, die der Körper nutzen kann (Adenosintriphosphat). Ohne sie könnten unsere Muskeln nicht arbeiten, das Gehirn nicht denken und das Herz nicht schlagen. Jede Zelle hat viele davon – je aktiver das Gewebe, desto mehr Mitochondrien gibt es dort.

Ausdauertraining stärkt das Immunsystem

Wer regelmäßig Ausdauertraining betreibt, tut nicht nur seinem Herz-Kreislauf-System etwas Gutes. Auch das Immunsystem profitiert, denn durch die Bewegung steigt die Zahl der weißen Blutkörperchen an. Diese sogenannten Leukozyten sind an der Abwehr von Krankheitserregern beteiligt. Sie patrouillieren im Blutkreislauf, spüren Viren, Bakterien und andere Eindringlinge auf und leiten Abwehrreaktionen ein.

Je aktiver Sie sind, desto besser funktioniert dieser körpereigene Schutzschild. Durch die bessere Durchblutung und den sanften Stressreiz des Work-outs wird Ihr Immunsystem gewissermaßen trainiert – vergleichbar mit einem Muskel, der stärker wird, wenn man ihn regelmäßig nutzt.

BEWEGLICHKEITSTRAINING (MOBILITÄTSSTEIGERUNG)

Es ist wichtig, dass man bei der Arthrose nicht nur das betroffene Gelenk im Fokus hat. An ihm hängt schließlich noch ein ganzer Mensch. Und der will bewegt werden. Denn wenn es im Körper zu Mobilitätseinschränkungen kommt, löst das eine Kaskade von Reaktionen aus, die dann auch das Voranschreiten einer Arthrose begünstigen kann.

Im nächsten Schritt ist dann das betroffene Gelenk an der Reihe. Schmerzen führen oft dazu, dass wir uns schonen und immer weniger bewegen. Doch genau das fördert die Versteifung. Bei Arthrose verändert sich nicht nur der Knorpel. Auch Kapsel, Bänder, Sehnen und Muskulatur rund um das Gelenk sind betroffen.

Regelmäßiges Dehntraining wirkt dieser Entwicklung gezielt entgegen, indem es die Gelenke beweglich hält. Der Effekt: weniger Steifheit, mehr Bewegungsfreiheit – und oft auch weniger Schmerzen.

Ein großer Vorteil von Beweglichkeitstraining ist die geringe Belastung. Gerade in schmerzhaften Phasen oder bei fortgeschrittener Arthrose können viele Übungen im Sitzen, Liegen oder im Wasser durchgeführt werden. Die sanften Bewegungen fördern die Verteilung der Synovialflüssigkeit und damit die Versorgung des Knorpels mit Nährstoffen.

Sie werden feststellen, dass sich die Gelenksteifheit bereits nach wenigen Minuten Mobilisation deutlich verbessert. Besonders morgens oder nach längerer Ruhe ist das Stretchen ein sanfter Weckruf für das Gelenk.

Beweglichkeit bewahren – Funktion erhalten

Mit dem Mobilitätstraining verfolge ich ein klares Ziel: die Selbstständigkeit erhalten. Wer seine Hände über den Kopf heben kann, kommt selbst an die oberen Schrankfächer. Wer das Knie beugen kann, gelangt ohne Hilfe ins Auto. Wer die Wirbelsäule mobil hält, bleibt im Alltag aufrechter und kraftvoller. So unspektakulär die Übungen oft wirken – sie bringen enorm viel Verbesserung.

Verbinden lässt sich Beweglichkeitstraining ideal mit Kräftigungsübungen. Studien zeigen: Ein solches kombiniertes Programm kann bereits nach wenigen Wochen objektiv messbare Fortschritte bringen – bei Schmerzintensität, Bewegungsumfang und Lebensqualität.

Der Aufwand ist gering, der Nutzen groß: Schon zehn bis fünfzehn Minuten täglich genügen, um spürbare Effekte zu erzielen. Am besten integrieren Sie die Übungen fest in Ihre Tagesroutine – etwa morgens nach dem Aufstehen, in der Mittagspause oder abends vor dem Schlafengehen.

SCHLAF IST DER INNERE ARZT

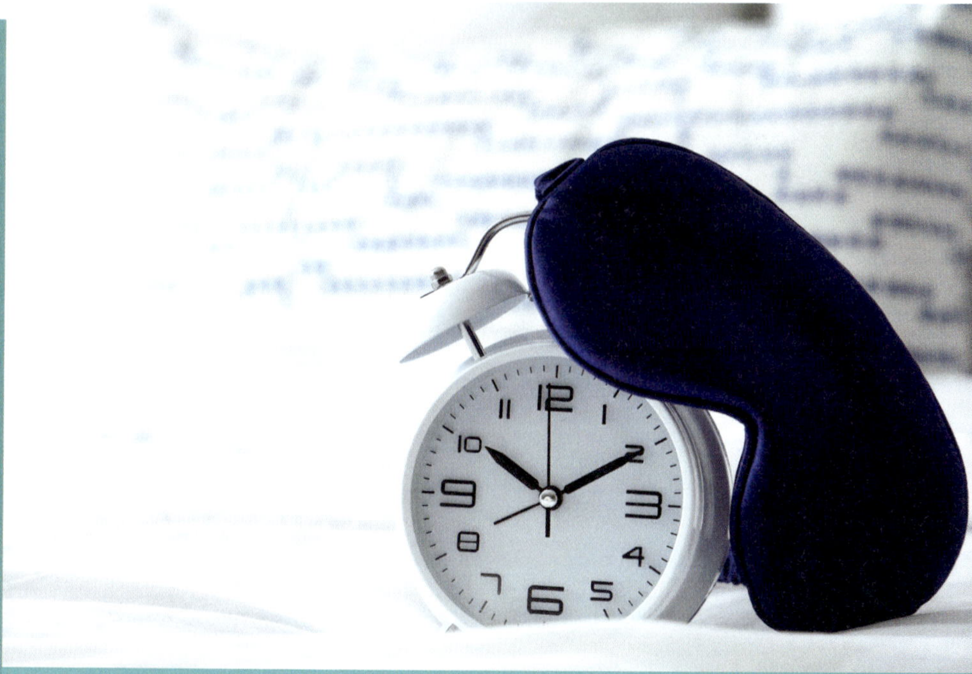

»Schlafen kann ich, wenn ich tot bin!« Dieser Spruch war in den 1990ern sehr populär, wenn man mitteilen wollte, wie viel man doch zu tun hatte. Da musste der Schlaf eben warten, bis die wichtigen Angelegenheiten erledigt waren. Heute wissen wir natürlich, wie entscheidend Schlaf für unsere Gesundheit ist. Aus diesem Grund werden meine Patienten und Patientinnen beim ersten Termin auch immer hinsichtlich ihrer Schlafgewohnheiten und der Qualität der Nachtruhe befragt.

Schlaf ist keine nette Freizeitbeschäftigung am Ende des Tages, sondern eine biologische Pflichtveranstaltung für den ganzen Körper. Wer dauerhaft zu wenig schläft, spart nicht Zeit, sondern Gesundheit.

Während wir schlafen, arbeitet unser Körper auf Hochtouren. Zellen werden repariert, Gewebe regeneriert sich, das Immunsystem schöpft neue Kraft. Kleine Entzündungen, Mikroverletzungen und Stressreaktionen werden in der Nacht »abgearbeitet« – vorausgesetzt, wir gönnen uns genug Ruhezeit.

Auch das Gehirn nutzt die Nacht produktiv, denn es sortiert Informationen, vernetzt Gelerntes und räumt unnötigen Datenmüll auf. Ohne dieses Reinemachen gleicht das Gedächtnis am nächsten Tag einem Schreibtisch voller unsortierter Zettel.

Darüber hinaus reguliert Schlaf wichtige Hormonprozesse. Wachstumshormone, die nachts vermehrt ausgeschüttet werden, helfen bei der Regeneration. Wenn Sie also am Tag trainiert haben, wachsen Ihre Muskeln in der Nacht. Andere Hormone steuern Appetit, Stoffwechsel und emotionale Stabilität. Daher ist es kein Wunder, dass schlechter Schlaf oft mit Gewichtszunahme, Gereiztheit oder Antriebslosigkeit einhergeht.

Und nicht zuletzt spart der Körper im Schlaf Energie – ein cleverer Modus, bei dem der Stoffwechsel herunterfährt, um Kraft für den nächsten Tag zu sammeln. Wer also glaubt, im Schlaf passiert nichts, liegt falsch. Im Gegenteil: Während wir ruhig daliegen, läuft im Hintergrund das wichtigste Update-Programm für unsere Gesundheit.

SCHLAF UND ARTHROSE

Wenn Sie Arthrose haben, ist die Nacht vielleicht nicht immer Ihr Freund. Pocht das Knie, ziept die Hüfte oder verhärtet sich der Rücken, dann wird das Einschlafen zur Geduldsprobe und das Durchschlafen zum seltenen Glücksfall. Die Suche nach einer schmerzfreien Liegeposition erinnert dann eher an Tetris im Dunkeln als an erholsames Fallenlassen.

Die mangelhafte Nachtruhe ist aber nicht nur eine lästige Nebenwirkung, sondern kann die Beschwerden sogar noch verstärken. Wenn Sie zu wenig oder schlecht schlafen, reagieren Sie empfindlicher. Der Körper wird sensibler, und die Schmerzschwelle sinkt.

Und als wäre das nicht schon ungerecht genug, setzt Schlafmangel auch noch biochemische Prozesse in Gang, die Entzündungen im Körper fördern: Stresshormone steigen, die Regeneration leidet. Die konkreten Folgen von Stress werde ich im nachfolgenden Kapitel näher beleuchten.

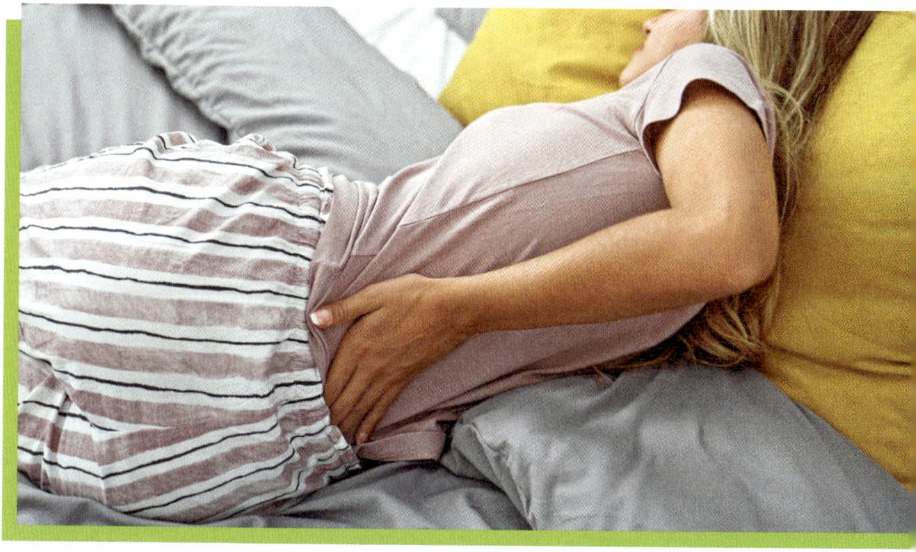

BESSER SCHLAFEN TROTZ ARTHROSE

Es gibt einige Möglichkeiten, die Ihnen helfen, abends leichter einzuschlafen und nachts besser durchzuschlafen. Ich habe dabei die typischen Schlafpositionen – Rücken, Seite, Bauch – separat beschrieben.

Beginnen möchte ich aber mit Ritualen, mit denen Sie sich auf einen erholsamen Schlaf einstimmen können. Klar, haben Sie alles schon tausendmal gehört. Aber machen Sie es auch?

Schlafroutine

FESTE SCHLAFENSZEIT EINHALTEN (AUCH AM WOCHENENDE)

Der Körper liebt Regelmäßigkeit. Gehen Sie daher möglichst immer zur gleichen Zeit ins Bett. Das stärkt Ihre innere Uhr und erleichtert das Einschlafen.

Tipp: Die beste Einschlafzeit liegt für die meisten Menschen zwischen 22 und 23 Uhr.

Was ist bei Schichtarbeit? Auch wenn die Zeiten wechseln: Versuchen Sie, in Blöcken (z. B. mehrere Nachtschichten hintereinander) zu arbeiten und am freien Tag nicht völlig aus dem Rhythmus zu geraten. Schlafen Sie nach der letzten Nachtschicht nur vier bis fünf Stunden, und gehen Sie dann am Abend »normal« ins Bett. So kann sich Ihr Körper besser umstellen.

BLAULICHT REDUZIEREN – MINDESTENS EINE STUNDE VOR DEM SCHLAFEN

Bildschirme hemmen durch den hohen Blauanteil in ihrem Licht die Melatoninproduktion. Auch wenn es schwerfällt: Handy und Laptop sollten Sie spätestens 60 Minuten vor dem Schlafengehen aus der Hand legen.

Alternativen: warmes Licht, echte Bücher, ein Hörbuch oder beruhigende Musik.

ABENDRITUAL ETABLIEREN

Wiederkehrende Handlungen signalisieren dem Gehirn: Jetzt ist Ruhezeit. So werden Sie zu einer festen Zeit müde.

Beispiele:

- eine Tasse Kräutertee (z. B. Lavendel, Baldrian, Melisse) trinken
- warm duschen oder ein Entspannungsbad nehmen
- Tagebuch führen (Gedanken abladen)
- Atemübungen oder Meditation (z. B. 4-7-8-Atmung) praktizieren

RAUMKLIMA OPTIMIEREN

Das Schlafzimmer sollte kühl (ca. 16 bis 18 °C), dunkel und leise sein.

Tipp: Lüften Sie vor dem Zubettgehen. Sauerstoff hilft beim Einschlafen.

Was ist bei Schichtarbeit? Licht ist der stärkste Taktgeber für die innere Uhr. Das können Sie gezielt nutzen, um den Schlaf-wach-Rhythmus zu unterstützen:

Vor dem Schlafen

- Sonnenbrille auf dem Heimweg (reduziert Lichtreiz)
- dunkler Schlafraum (Black-out-Vorhänge oder Schlafmaske)

Vor der Schicht

- Tageslicht oder Tageslichtlampe nutzen, um wach zu werden (10 000 Lux für 20 bis 30 Minuten)

KEIN SCHWERES ESSEN, KEIN ALKOHOL

Späte üppige Mahlzeiten und Alkohol belasten die Verdauung und stören den Tiefschlaf. Besser ist leichte Kost zwei bis drei Stunden vor dem Zubettgehen – zum Beispiel Gemüsesuppe, Hirsebrei oder ein Joghurt mit Banane.

Was ist bei Schichtarbeit? Die Verdauung hat ebenfalls eine innere Uhr. Schweres, fettiges Essen während der Nacht – egal, wie lang das Zubettgehen noch hin ist – belastet den Magen und beeinträchtigt den Schlaf danach. Stattdessen:

- leichte, gut verdauliche Kost in der Nachtschicht (Suppe, Haferbrei, gedünstetes Gemüse)
- kein Koffein mehr sechs Stunden vor dem geplanten Schlaf
- ausreichend trinken, aber nicht direkt vor dem Schlaf (Sonst weckt der Harndrang.)

BEWEGUNG – ABER ZUR RICHTIGEN ZEIT

Regelmäßige Bewegung verbessert die Schlafqualität. Ein intensives Work-out sollten Sie aber nicht kurz vor dem Zubettgehen absolvieren.

Empfehlung: Spaziergang oder leichtes Yoga am frühen Abend, kein Sport nach 20 Uhr.

KOPFKARUSSELL STOPPEN – MIT EINEM »GEDANKENPARKPLATZ«

Wenn der Kopf rattert, schreiben Sie Ihre Gedanken oder To-dos vor dem Schlafengehen auf. Sie können sich morgen darum kümmern.

Tipp: Legen Sie ein Notizbuch neben das Bett. Alles, was nachts in den Kopf kommt, darf darin »geparkt« werden.

Tipps für Rückenschläfer

In der Rückenlage liegt die Wirbelsäule gerade, der Nacken wird nicht verdreht, und die Gelenke kommen zur Ruhe. Es entsteht weniger Druck auf Schulter, Hüfte oder Knie. Das kann bei Arthrose in diesen Bereichen sehr angenehm sein. Ihre Matratze sollte entsprechend Ihrem Körpergewicht einen mittelfesten Widerstand bieten. Lassen Sie sich dazu unbedingt im Fachgeschäft beraten.

Zur weiteren Erleichterung können Sie sich ein Kissen oder eine weiche Rolle unter die Knie legen. Das entlastet die Lendenwirbelsäule zusätzlich und vermindert die Spannung im unteren Rücken.

Das Kopfkissen soll Ihren Kopf und die Halswirbelsäule stützen. Daher sollten Sie einen Blick auf Ihre Körperhaltung werfen. Wenn Sie einen Rundrücken haben, werden Sie ein erhöhtes Kissen als angenehm empfinden. Flache Kissen führen zu einer unangenehmen Überstreckung des Kopfes.

Es gibt noch einige gesundheitliche Gründe dafür, mit erhöhtem Kopf zu schlafen:

- **Schlafapnoe:** nächtliche Atemaussetzer, die verstärkt auftreten, wenn man sehr flach schläft
- **Rechtsherzinsuffizienz:** Flaches Liegen kann zu Flüssigkeitsansammlungen in der Lunge führen. Wenn Sie davon betroffen sind, wird Ihr Kardiologe bereits gesagt haben, dass Sie etwas aufrechter schlafen sollen.
- **Reflux:** saurer Rückfluss aus dem Magen. Die Flüssigkeit folgt der Schwerkraft.

Ein Problem gibt es allerdings mit dem Schlaf in Rückenposition. Wenn Sie emsiger Schnarcher bzw. emsige Schnarcherin sind und das Bett nicht allein bewohnen, wurden Sie bestimmt schon öfter durch höfliche Ellbogenstöße aufgefordert, sich auf die Seite zu drehen.

Tipps für Seitenschläfer

Die meisten Menschen schlafen am liebsten auf der Seite. Problematisch wird es, wenn Schmerzen die Nachtruhe vermiesen. Besonders bei Arthrose in der Schulter, den Hüftgelenken und in den Knien kann es zu Druckschmerzen kommen. Mit kleinen Änderungen können Sie aber meist für Abhilfe sorgen. Mit einem dicken Kissen zwischen den Knien wird der Druckschmerz verhindert, der entsteht, wenn die Knie übereinanderliegen. Durch das Kissen haben Sie in Seitenlage zudem eine ausbalancierte Beinachse. Das kann Schmerzen bei Hüftgelenksarthrose reduzieren.

Eine Arthrose in der Schulter kann sich auch bemerkbar machen, wenn Sie auf dieser liegen. Hier gibt es einen Trick, der schon vielen meiner Patientinnen und Patienten geholfen hat: Drehen Sie beim Lattenrost zwei oder drei Streben auf Schulterhöhe um, sodass die Biegung nach unten zeigt. Auf diese Weise kann die Schulter entspannter in die Matratze einsinken, ohne dass die Stabilisierung der Wirbelsäule verloren geht.

Das Kopfkissen sollte Ihre Halswirbelsäule stützen. Bei der Wahl des Materials können Sie auf Ihre Vorlieben hören. Ich werde regelmäßig gefragt, welches Kopfkissen das »beste« ist. Tatsächlich kann man das nicht pauschal beantworten, auch wenn uns viele Hersteller versprechen, ihr Produkt wäre optimal für unseren Kopf. Ich habe mittlerweile eine stattliche Sammlung an Kopfkissen im Schrank – von viskosem Schaumstoff bis zu Halbschalenformen ist alles dabei. Und wie ich immer wieder feststelle, bin ich damit nicht allein. Genutzt wird dann am Ende doch das klassische Kopfkissen, das man sich je nach Bedarf zurechtknautscht.

Bei der Matratze sollten Sie darauf achten, dass sie im Schulter- und Beckenbereich nachgibt. Dann ist Ihre Wirbelsäule in Seitenlage gerade.

Tipps für Bauchschläfer

Auf dem Bauch zu schlafen, wird meist als ungünstig beschrieben. Da in dieser Position der Kopf zu einer Seite gedreht werden muss – Sie möchten ja gern weiteratmen –, wird die Halswirbelsäule bisweilen stark verdreht. Daher sollten Sie ein eher flaches Kopfkissen bevorzugen. Manche Menschen finden es sogar angenehmer, wenn das Kopfkissen zu einem Bauchkissen wird. Das heißt, Sie legen ein Kissen unter den Bauch, wodurch der Oberkörper etwas höher liegt und der Kopf weniger überstreckt wird. Bei der Wahl der Matratze empfiehlt sich ein härteres Modell, damit Sie in der Mitte nicht durchhängen.

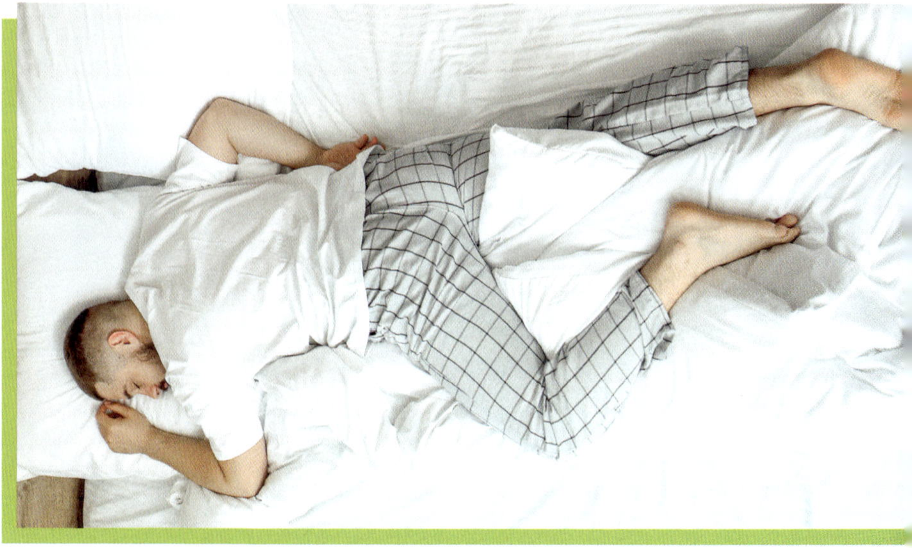

Auswirkungen von PSYCHISCHEM STRESS auf Arthrose

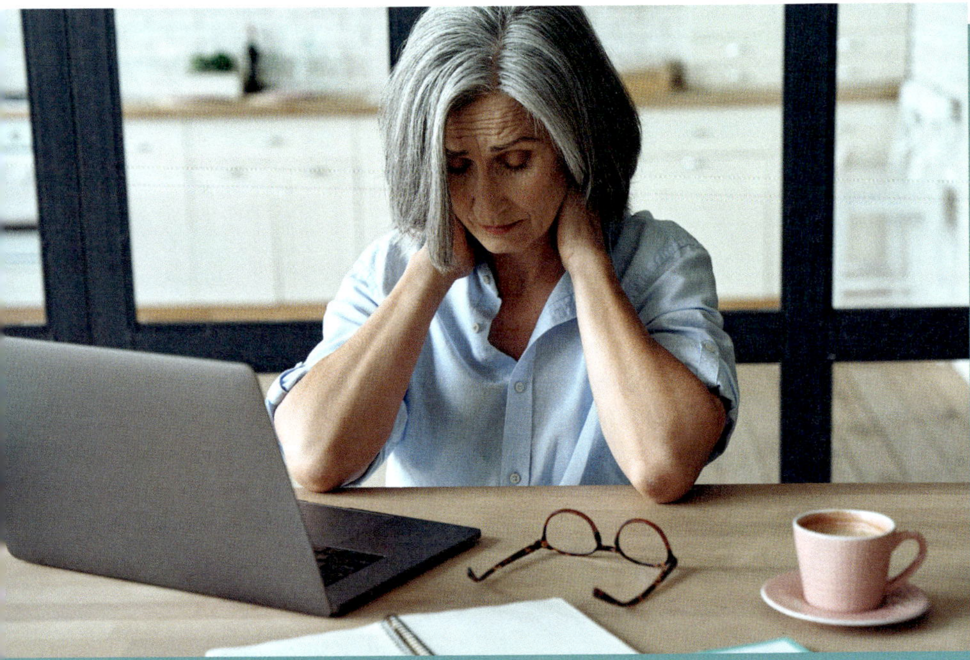

Obwohl Arthrose als degenerative Gelenkerkrankung gilt, stellt sich die Frage, ob chronischer psychischer Stress ihre Entstehung begünstigt. Empirisch gibt es Hinweise darauf, dass innere Anspannung ein sogenannter modifizierbarer Risikofaktor für Arthrose sein kann – also einer, auf den wir selbst Einfluss haben. Eine australische Langzeitstudie aus dem Jahr 2013 untersuchte über 12000 Frauen mittleren Alters und fand heraus, dass permanent erhöhter psychischer Stress das Arthroserisiko signifikant steigerte. Frauen, die über mehrere Jahre moderaten oder hohen Stress empfanden, hatten nach drei Jahren eine 1,7- bzw. 2,4-fach höhere Wahrscheinlichkeit, eine Arthrose zu entwickeln, als Frauen mit minimalem Stress.

Auch frühere Lebensbelastungen scheinen die Entstehung einer Arthrose zu begünstigen. Eine große internationale Studie aus dem Jahr 2009 ergab, dass schwere psychosoziale Stressoren in der Kindheit die Wahrscheinlichkeit erhöhen, im Erwachsenenalter an Arthrose zu erkranken.

Bei bereits bestehender Arthrose kann psychischer Stress den Krankheitsverlauf und das Schmerzempfinden ungünstig beeinflussen. Arthrosepatienten und -patientinnen befinden sich ohnehin oft in einem Teufelskreis aus Schmerzen und eingeschränkter Aktivität. Zusätzliche Faktoren – seien es emotionaler Stress, soziale Belastungen oder anhaltende Ängste – können dann die Symptome verstärken.

Wenn wir unter Druck stehen, schaltet unser Nervensystem in den »Kampf-oder-Flucht-Modus«. Das ist ein Notfallprogramm, das in Gefahrensituationen lebenswichtig ist. Stresshormone wie Noradrenalin werden ausgeschüttet, die den Körper kurzfristig in Alarmbereitschaft versetzen – leider aber auch Entzündungen anfeuern können.

Normalerweise reagiert der Körper darauf mit einem Gegenspieler, dem Hormon Kortisol. Es wirkt wie eine eingebaute Bremse, die Entzündungen wieder herunterfährt. Doch wenn der Stress zu lange anhält, gerät dieses System aus dem Gleichgewicht. Der Körper schüttet dann entweder zu viel oder zu wenig Kortisol aus. In beiden Fällen geraten Entzündungen außer Kontrolle. Das kann dazu führen, dass Schmerzen stärker wahrgenommen werden und sich entzündliche Erkrankungen wie Rheuma oder Arthrose verschlimmern.

Stellen Sie sich vor, Sie stehen wochenlang beruflich unter Druck. Sie bekommen kaum Schlaf, müssen ständig erreichbar sein, sind innerlich angespannt. Anfangs hilft Ihnen der Stress sogar, leistungsfähig zu bleiben. Doch nach einiger Zeit merken Sie, dass alte Rückenschmerzen zurückkehren oder Ihr Knie wieder schmerzt, obwohl Sie sich nicht verletzt haben. Ihr Körper ist durch den Dauerstress aus dem Gleichgewicht geraten, und Entzündungsprozesse in den Gelenken können sich ungehindert ausbreiten, weil die natürliche Entzündungsbremse nicht mehr richtig funktioniert.

Insbesondere das Schmerzempfinden bei Arthrose wird durch psychische Faktoren verstärkt. Der Körper reagiert unter Stress sensibler, die Toleranzschwelle sinkt. Es braucht nun viel weniger Reize, um Schmerzen auszulösen. Ein psychisch angespannter Mensch empfindet dieselbe Arthrose also als belastender als jemand, der innerlich gelassen ist.

Das führt in ein Dilemma, denn starke Schmerzen machen Angst – und aus Angst vor noch mehr Schmerz vermeiden viele Betroffene Bewegung. Diese Schonhaltung kann jedoch genau das Gegenteil bewirken. Die Muskeln rund um das Gelenk werden schwächer, die Beweglichkeit nimmt ab, und das Gelenk wird noch stärker belastet. So entsteht eine Abwärtsspirale, aus der man nur schwer wieder herauskommt.

Menschen mit hoher innerer Anspannung oder Angst nehmen seltener aktiv an Bewegungs- oder Physiotherapieprogrammen teil. Stattdessen greifen sie zu Gehhilfen oder starken Schmerzmitteln. Doch Bewegung wäre entscheidend, um das betroffene Gelenk zu stabilisieren und die Schmerzen langfristig zu lindern.

IHR STRESSBEWÄLTIGUNGS-PROGRAMM

Ziele des Programms:

- **Chronischen Stress reduzieren:** Durch regelmäßige Entspannung und Achtsamkeit wird das Stressniveau gesenkt.
- **Besser mit Schmerzen umgehen:** Die Übungen helfen, Leiden besser wahrzunehmen und zu lindern, z. B. durch Atemtechniken, die beruhigen.
- **Erholung, Schlaf und Wohlbefinden fördern:** Entspannungsübungen und Rituale verbessern die Schlafqualität und steigern das allgemeine Wohlbefinden. Das Programm unterstützt innere Ruhe, bessere Schlafgewohnheiten und eine positive Grundstimmung.

Alle vorgeschlagenen Übungen sind alltagstauglich, ohne Vorkenntnisse umsetzbar und für Senioren und Seniorinnen geeignet. Führen Sie sie in Ihrem eigenen Tempo aus, und passen Sie sie an Ihre körperlichen Möglichkeiten an.

Morgen

Atemübung und sanfte Bewegung (nach dem Aufwachen, ca. 5 Minuten): Beginnen Sie den Tag mit einer Bauchatmung im Sitzen. Setzen Sie sich bequem hin, legen Sie eine Hand auf den Bauch und eine auf die Brust. Atmen Sie tief in den Bauch ein – die Hand hebt sich mit der Bauchdecke, während die Brust unbewegt bleibt. Atmen Sie langsam wieder aus, und versuchen Sie, das Ausatmen etwas zu verlängern – zum Beispiel 4 Sekunden einatmen, 6 Sekunden ausatmen.

Diese Bauchatmung beruhigt das Nervensystem und lässt Sie gelassener in den Tag starten.

Mittagspause

Achtsamkeitsspaziergang oder achtsame Teepause (10 bis 15 Minuten): Nutzen Sie die Mittagszeit für eine kurze Achtsamkeitsübung in Bewegung. Gehen Sie an die frische Luft. Suchen Sie sich, wenn möglich, einen Park oder eine ruhige Strecke in der Natur aus. Gehen Sie langsam, und konzentrieren Sie sich ganz auf Ihre Sinne: Spüren Sie den Boden unter den Füßen, die Bewegung Ihrer Gelenke und den Rhythmus Ihres Atems beim Gehen. Riechen Sie die Luft (duftet es nach Gras oder Regen?), und hören Sie aufmerksam auf Umgebungsgeräusche wie Vogelzwitschern oder das Rauschen in den Bäumen. Schauen Sie sich um, und nehmen Sie Farben und Licht bewusst wahr (den Himmel, Bäume, Blumen).

Dieser Achtsamkeitsspaziergang hilft, den Kopf von Sorgen frei zu bekommen und Stress abzubauen, weil Sie ganz im Moment sind.

Falls Sie nicht spazieren gehen können, machen Sie eine achtsame Teepause zu Hause oder im Büro. Bereiten Sie sich eine Tasse Ihres Lieblingstees zu, setzen Sie sich bequem hin, und trinken Sie den Tee langsam mit voller Aufmerksamkeit. Spüren Sie die Wärme der Tasse in den Händen, nehmen Sie den Duft des Tees wahr, und schmecken Sie jeden Schluck ganz bewusst.

Dieser kleine Ritus entschleunigt und schenkt Ihnen eine erholsame Auszeit im Alltag.

Nachmittag

Bewegungsübung gegen Spannung (zwischen 15 und 16 Uhr, ca. 10 Minuten): Am Nachmittag kann leichte Bewegung steife Gelenke lockern und zugleich stressbedingte Anspannung lösen. Machen Sie eine Gelenkmobilisation im Sitzen als Minitraining.

Setzen Sie sich auf einen Stuhl, und bewegen Sie nacheinander alle großen Gelenke. Kreisen Sie langsam mit den Schultern nach hinten, und lösen Sie dabei Nackenverspannungen. Strecken Sie die Arme seitlich aus, und drehen Sie die Handgelenke in beide Richtungen. Öffnen und schließen Sie die Hände mehrmals, indem Sie die Finger spreizen und wieder zur Faust formen. Stellen Sie dann einen Fuß barfuß oder in Socken auf den Boden, und legen Sie ein kleines Tuch unter die Fußsohle. Üben Sie leichten Druck auf den Fuß aus, und schieben Sie das Tuch abwechselnd nach vorn und zurück, indem Sie das Knie beugen und strecken – als würden Sie den Boden wischen. Wechseln Sie das Bein nach einigen Wiederholungen. Das mobilisiert Knie- und Hüftgelenk schonend. Vergessen Sie nicht, während der Übungen ruhig weiterzuatmen.

Falls Ihnen eher nach Ruhe zumute ist, können Sie stattdessen einen kurzen Bodyscan machen: Legen oder setzen Sie sich bequem hin, schließen Sie die Augen, und wandern Sie gedanklich langsam durch Ihren Körper – von den Füßen bis zum Kopf. Nehmen Sie nacheinander bewusst jede Region wahr (Füße, Beine, Rücken, Arme, Schultern, Gesicht), ohne etwas zu bewerten. Versuchen Sie, Spannungen zu lösen, indem Sie die Aufmerksamkeit dorthin lenken und mit dem Ausatmen locker lassen. Ein solcher Bodyscan von drei bis fünf Minuten kann helfen, den Körper zu spüren und Verspannungen und Stressgefühle abzubauen.

Abend

Entspannungstechnik, um zur Ruhe zu kommen (früher Abend, 5 bis 15 Minuten): Planen Sie am Abend eine feste Entspannungszeit ein, um vom Tag abzuschalten. Zum Beispiel können Sie Progressive Muskelentspannung (PMR) nach Jacobson üben. Dabei handelt es sich um eine leicht erlernbare Technik, bei der Sie durch gezieltes Anspannen und Loslassen der Muskeln tief entspannen. Suchen Sie sich einen ruhigen Platz (Sofa oder Bett). Spannen Sie nacheinander verschiedene Muskelgruppen kurz an, und lösen Sie dann die Spannung bewusst, während Sie ausatmen.

Beginnen Sie mit der rechten Hand: Ballen Sie eine Faust, spüren Sie die Anspannung in Hand und Unterarm, dann lassen Sie die Hand locker. Fühlen Sie den Unterschied zwischen Anspannung und Entspannung.

Arbeiten Sie sich so durch den Körper: Hände, Arme, Schultern, Gesicht (zum Beispiel Stirn runzeln und lösen), Schultern hochziehen und fallen lassen, Gesäß anspannen und lösen, Beine anspannen und lösen, Füße anziehen und wieder locker lassen. Halten Sie die Anspannung jeweils nur ca. 5 Sekunden, und entspannen Sie den Bereich dann für 10 bis 15 Sekunden. Atmen Sie gleichmäßig weiter, und gönnen Sie sich nach dem Durchgang einen Moment, um die wohlige Schwere im entspannten Körper zu spüren.

PMR am Abend reduziert innere Unruhe und bereitet den Körper aufs Schlafen vor.

Wenn Sie Progressive Muskelentspannung nicht mögen, können Sie auch Autogenes Training einsetzen, eine klassische Entspannungsmethode der Autosuggestion. Dabei sitzen oder liegen Sie bequem und wiederholen in Gedanken Formelsätze, die Entspannung hervorrufen – zum Beispiel »Mein rechter Arm ist ganz schwer und warm«, gefolgt von ähnlichen Formeln für Beine, Herz und Atem – zum Beispiel »Mein Herz schlägt ruhig und gleichmäßig« etc.

Durch dieses regelmäßige Sich-Zusprechen von Ruhe und Schwere stellt sich ein tiefes Loslassen ein, das nachweislich Stressreaktionen mindert und das Einschlafen erleichtert. Auch sanfte Dehnübungen oder ein warmes Bad am Abend können hilfreich sein – wichtig ist, dass Sie eine Routine finden, die Ihrem Körper signalisiert: Jetzt darf ich mich entspannen.

Vor dem Schlafengehen

Einschlafritual und positiver Tagesabschluss: Gestalten Sie die Zeit direkt vor dem Zubettgehen ruhig und angenehm. Vermeiden Sie helles Bildschirmlicht und hektische Aktivitäten. Sie können ein kleines Ritual etablieren, zum Beispiel Tagebuchschreiben oder eine Dankbarkeitsübung: Notieren Sie in einem Heft ein bis zwei schöne Erlebnisse oder Dinge, für die Sie heute dankbar sind. Das kann helfen, den Tag mit einem positiven Gefühl abzuschließen. Wenn noch Gedanken oder Sorgen im Kopf kreisen, schreiben Sie diese in ein »Sorgenheft«, und legen Sie es beiseite – so laden Sie Ballast ab.

Machen Sie dann ein paar Minuten eine Atemübung im Bett, zum Beispiel die 4-7-8-Atmung, um den Körper in den Schlafmodus zu versetzen. Sie eignet sich besonders gut abends zum Runterkommen oder, falls Sie schlecht einschlafen können. Gehen Sie die Übung folgendermaßen Schritt für Schritt durch:

1. Setzen oder legen Sie sich bequem hin. Atmen Sie zunächst kräftig aus – lassen Sie mit einem sanften Pusten die Luft komplett durch den Mund entweichen.
2. Schließen Sie nun den Mund, und atmen Sie leise durch die Nase ein, während Sie innerlich bis 4 zählen. Füllen Sie dabei bewusst Ihren Bauchraum mit Luft.

3. Halten Sie den Atem an, und zählen Sie bis 7. (Falls sieben Sekunden Ihnen anfangs zu lang sind, beginnen Sie mit vier oder fünf Sekunden, und steigern Sie sich mit der Zeit.)
4. Atmen Sie durch den Mund aus. Machen Sie dabei ein leicht hörbares Geräusch (als ob Sie seufzen), und zählen Sie innerlich bis 8. Lassen Sie möglichst die gesamte Luft entweichen.
5. Wiederholen Sie dieses 4-7-8-Muster insgesamt viermal: Also erneut 4 Sekunden einatmen – 7 Sekunden anhalten – 8 Sekunden ausatmen. Nach ein paar Wochen Übung können Sie die Anzahl der Durchgänge erhöhen (sechs bis acht Wiederholungen). Wichtig ist weniger die exakte Sekundenzahl als das Verhältnis 4 zu 7 zu 8. Es hilft Ihnen, langsam und tief zu atmen.

Diese Atemtechnik wirkt wie eine natürliche Einschlafhilfe: Durch das lange Ausatmen verlangsamt sich der Herzschlag, der Körper entspannt sich und kommt zur Ruhe. Viele Menschen schlafen nach einigen Minuten 4-7-8-Atmung schneller ein oder können nächtliche Unruhe und Panikgefühle besser überwinden. Üben Sie geduldig – mit der Zeit wird die Methode immer wirksamer, und Sie können sie auch tagsüber bei akutem Stress einsetzen, um sofort ruhiger zu werden.

SCHLUSSWORT

Arthrose ist nicht das Ende Ihrer Beweglichkeit, sondern der Beginn einer neuen Reise, auf der Sie ab jetzt das Steuer selbst in der Hand halten. Vielleicht steht der Wind nicht immer günstig und ist die See manchmal rau – aber mit dem Wissen, das Sie jetzt besitzen, können Sie die Segel richtig setzen.

Sie haben erfahren, wie Ernährung, Bewegung, innere Haltung und gezielte Therapien Ihre Gelenke unterstützen. Sie haben Strategien kennengelernt, um Schmerzen zu lindern, Entzündungen zu reduzieren und Ihre Lebensqualität spürbar zu verbessern. Es geht nicht um Perfektion, sondern um viele kleine Entscheidungen im Alltag, die in der Summe einen großen Unterschied machen.

Lassen Sie sich nicht entmutigen, wenn es Rückschläge gibt. Jeder Tag ist eine neue Gelegenheit, Ihrem Körper etwas Gutes zu tun. Sehen Sie Ihre Gelenke nicht als Feinde, sondern als treue Begleiter, die Sie durchs Leben tragen – und die es verdienen, gepflegt und gestärkt zu werden.

Der Arthrose-Kompass soll als Orientierung dienen. Er zeigt Ihnen die Richtung, doch gehen müssen Sie den Weg selbst. Schritt für Schritt. Mit Geduld, Achtsamkeit und dem Vertrauen, dass Ihr Einsatz sich lohnt.

Mein Ziel beim Schreiben war es, Ihnen die neuesten wissenschaftlichen Erkenntnisse zur Entstehung und Behandlung der Arthrose zu vermitteln, kombiniert mit der holistischen Sichtweise der Osteopathie. In wenigen Wochen wird aber bestimmt schon eine neuere Studie erscheinen. Damit Sie also weiterhin auf dem Laufenden bleiben, werde ich Ihnen im Online-Bereich auch weiterhin neue Erkenntnisse, leckere Rezepte und ganzheitliche Therapiemethoden vorstellen. Schauen Sie regelmäßig auf www.osteoversum.de/der-arthrose-kompass vorbei!

ÜBER DEN AUTOR

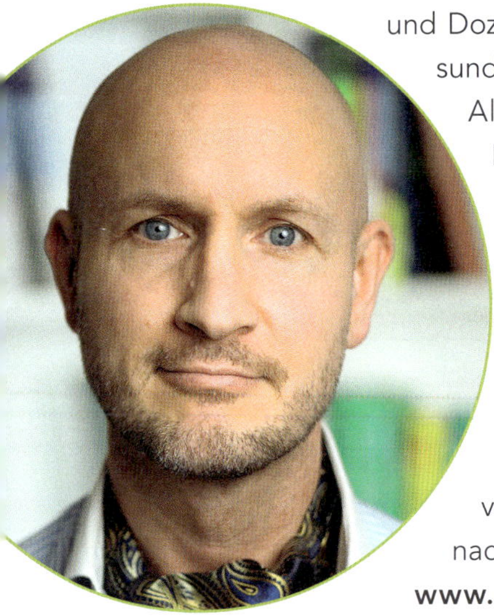

Sascha Bade ist zertifizierter Osteopath, Unternehmer und Dozent und hat sich auf ganzheitliche Gesundheit und Schmerzfreiheit spezialisiert. Als Leiter einer Osteopathie-Praxis in Hamburg und Gründer eines Unternehmens für betriebliche Gesundheitsförderung ist es sein Ziel, dass Menschen ihre Gesundheit selbst verbessern und erhalten können. In Zeitschriftenartikeln und Vorträgen bringt Sascha Bade komplexe Gesundheitsthemen auf den Punkt und macht sie für jeden verständlich – immer mit dem Fokus, wie nachhaltige Gesundheit im Alltag gelingt.

www.osteoversum.de

BILDNACHWEIS

Bilder von der Bilddatenbank www.shutterstock.com:

Layoutelemente Kompass: # 2526832173 (© ivector), Windrose in QR-Codes: # 2581298793 (© rochmuch)
S. 1: # 1870864411 (© Pikovit), S. 9: # 2366442789 (© Harbucks), S. 18: # 2576160191 (© Vershinin89), S. 21: # 1999438271 (© kryzhov), S. 23: # 2504912121 (© Studio Romantic), S. 26: # 2501347749 (© staras), S. 30: # 2479444533 (© Prostock-studio), S. 34: # 2501347769 (© staras), S. 41: # 2685946649 (© staras), S. 49: # 2412557985 (© Lomb), S. 55: # 1997927465 (© staras), S. 66: # 2492361289 (© staras), S. 74: # 2614856219 (© Ton Photographer 4289), S. 81: # 2528072643 (© staras), S. 90: # 2122913834 (© Evgeny Atamanenko), S. 93: # 2592290631 (© New Africa), S. 101: # 2585205711 (© Rimma Bondarenko), S. 111: # 2179647629 (© marilyn barbone), S. 127: # 2346409685 (© beats1), S. 136: # 2027016866 (© Natali _ Mis), S. 141: # 2546606203 (© Corona Borealis Studio), S. 157: # 2509246173 (© New Africa), S. 176: # 2486340511 (© Studio Romantic), S. 183: # 2137074645 (© PeopleImages), S. 189: # 2687164963 (© Pixel-Shot), S. 191: # 2392060069 (© Krakenimages.com), S. 197: # 1928286350 (© Pixel-Shot), S. 198: # 1818577436 (© Ground Picture)